脳のスペックを最大化する食事

Nutrition to maximize brain specs

広川慶裕

Yoshihiro Hirokawa

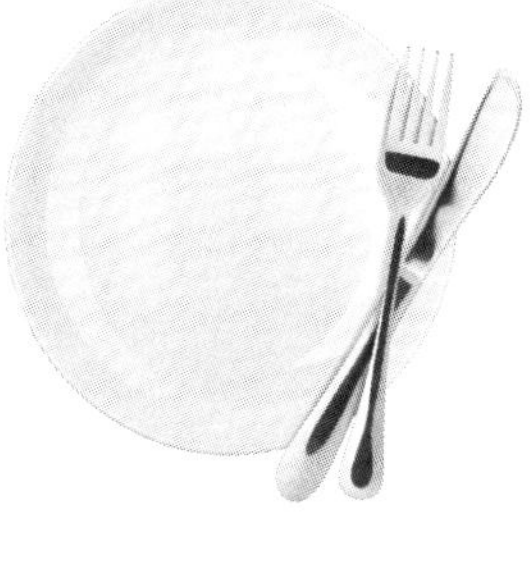

ハーパーコリンズ・ジャパン

ヒトは血管とともに老いる。

ウィリアム・オスラー

A man is as old as his arteries.

William Osler 1849-1919

［プロローグ］食事を変えれば、脳のスペックを最大化できる

この本を手に取ったみなさんのなかで、〈アレアレ症候群〉という言葉を耳にしたことがある方はいらっしゃるでしょうか。以下で挙げるような例にひとつでも思い当たることがあったら、それは脳の老化現象〈アレアレ症候群〉かもしれません。

・好きだった映画のタイトルがどうしても思い出せない
・取引先の担当者の名前を突然忘れてしまった
・3日前に食べた夕食のメニューがまったく思い出せない
・「アレ、アレ……なんだっけ？」簡単な固有名詞が出てこない

ふだん生活しているなかで、こうした「もの忘れ」「ど忘れ」の経験をしたことがある人は、けっして少なくはないでしょう。早い人であれば30代からその症状が始まるとされる〈アレアレ

症候群〉ですが、これ自体は病気でもなんでもなく、加齢にともなって人間の脳が老化したあらわれであり、誰にでも起こりうる、ごく自然な現象です。しかし、もの忘れといっても程度問題があります。

あまりにももの忘れの頻度がひどい場合は、軽度認知障害（MCI）や、より深刻な症状である若年性認知症、あるいはアルツハイマー型認知症に向かっている過程の可能性も考えられます。単純なもの忘れだからといって、その状態を放置しておくことは、脳の老化に対してなにも手を打たずに過ごすということになります。

そう、**ヒトの脳は老化する**のです。

私は大阪府出身の精神科医です。京都の大学を出たこともあり、京都府の宇治市で軽度認知障害（MCI）や認知症の予防や治療を積極的に行っている「ひろかわクリニック」を開院しています。MCIや認知症予防を積極的に行うクリニックは全国的にも珍しく、全国各地からもの忘れを心配する患者さんが来院され、現在、当クリニックを受診している患者さんは約3500人。1日に約60人、年間にすると延べ1万8000人ほどの患者さんを診察しています。今までに診察した患者さんを合計すると、おそらく10万人を超えるでしょう。

これまで数多くの認知症の患者さんを診てきました。「どうにかして症状を好転させたい」と治療に奮闘すると同時に、「そもそもヒトはなぜ認知症になるのか」「認知症発症のメカニズムがわかれば、認知症予防ができるのではないか」といった疑問を、いつも自分に投げかけてきました。そして、「ヒトの脳は、なぜ老いるのか」「老化してしまう脳と、いつまでも若さを保ち続ける脳の違いはなにか」こそが、私の精神科医としてのもっとも大きなテーマとなったのです。

「認知症は遺伝だ」と言う人がいます。もし本当にそうだとしたら、ボケ症状はあらがうことのできない自然現象で、治療も予防も行うことができない病気だということになります。

もちろん認知症になってしまう患者さんのなかには、遺伝的な理由から発症する方がいることも否定しません。しかし私は、先天的な理由で認知症になる方は全体の10％程度で、残りの90％は、後天的な理由で認知症になってしまうと考えています。

老化の進行が早い人、いつまでも若々しくいられる人

たとえば同じ年齢でも、いつまでも若々しい見た目を保つ人もいれば、実年齢以上に老け込んでしまう人もいます（同窓会に出席したりすると、その差を歴然と感じることがあります）。遺伝子の近い兄弟姉妹の間ですら、その違いが生まれることがありますから、老化とは、その

人の置かれている環境など、後天的な要素がおおいに関係すると考えるのが自然でしょう。
もちろんこれは、シワや肌のくすみなど、見た目だけの話ではありません。そして、まさに脳の老化にも、大きな個人差が生じます。認知症の発症も、普段の食生活など、後天的な環境要因にかなり左右されるのです。

認知症が遺伝ではなく、その大半が後天的な理由によるものなのであれば、なんらかの手を打つことでほとんどの認知症を防ぐことができるはずです。認知症とは、脳の老化が進んで、脳の機能が低下してしまった状態のこと。最初は誰にでも起こりうる程度の「もの忘れ」が、「ボケ症状」と呼ばれるまで脳機能が老け込んでしまうのです。ではなぜ、ヒトの脳は（あるいはヒトのカラダは）老化するのでしょうか。

脳の老化は、食事の質が左右する

それを突き詰めていくうちに、私は「脳のエネルギー不足が、脳を老化させるひとつの要因なのではないか」という考えに思い至りました。**脳が必要とするエネルギーが十分に供給されていない、それがボケの原因のひとつ**なのではないか。そう考えると、認知症発症のメカニズムについて、さまざまなことの説明がついたのです。

英語のことわざに、"You are what you eat."というものがあります。直訳すれば、「あなたは、あなたが食べたものでできている」。つまり、**あなたの脳とカラダは、あなたが今までにどんなものを食べてきたのか、どんな食生活を送ってきたのか、どんな栄養状態に自分を置いてきたのかのあらわれなのです。**

人間は、食事によってエネルギーを体内に取り入れています。ごく当たり前の真理ではありますが、カラダにいいものを食べていれば、健康なカラダが作られます。偏った食事を取っていれば、体内の栄養状態に歪《ゆが》みが生じ、脳やカラダに悪い影響があるでしょう。ヒトのカラダは絶えず新陳代謝して、細胞が入れ替わっているからです。

脳が必要としている良質なエネルギーを食事から得られなければ、脳の健全な代謝は進まず、老化します。すなわち、脳の機能が低下してしまうのです。

脳の機能を向上させると、人生の幸福度もアップする

本書では、長年の臨床例と研究、そして現代医学やアカデミズムの大きな知見をもとに、「脳

のスペックを最大化するためにはどうすればいいのか」をお話しします。

とくに、脳のスペックを最大化するための食事について。具体的には、米やパン、麺類などの主食（炭水化物）を控える「糖質制限食」と、良質のアブラ（脂質）とタンパク質中心の食事にする「ケトン体食」の有効性について、解説します。

糖質制限食は、多くの人にとって大きなハードルになるかもしれません。糖質制限をおすすめすると、おそらくこういう反論があるだろうからです。いわく、日本人は長年、米を食べてきた。食事は主食と肉、魚と野菜をバランス良く食べることが大切。米やパンといった主食を制限するなど、学校で習った健康常識から外れている。それに、アブラを積極的に取るなんて言語道断。そんなことをしたら、体脂肪が増えるばかりだろう。そう思うのも、よくわかります。

しかし、糖質制限食に大きなベネフィットがあることは、私の実体験にも基づいています。

私自身、実際に糖質制限を試してみると、まず明らかに食事後の眠気を感じなくなり、それどころか頭がクリアな状態が以前より長時間、続くようになりました。また、なんとなく感じていた不調（カラダのだるさや、朝の起きづらさなど）も改善し、生活習慣病に関する血液検査の数値はみるみる改善しました。

食事を見直したことで、脳もカラダも非常に良好な状態で過ごせるようになったのです。

糖質制限食やケトン体食がヒトの脳やカラダにとって多くのメリットがあるということには、医学的、科学的なエビデンスもあります。

一般常識からは外れて見えがちな糖質制限食ですが、数多くの研究や実例によって、むしろ脳やカラダの機能を高める効果があるということが実証されているのです。そろそろ、最新の科学的な知見をもとに、食についての考え方をアップデートするべきではないでしょうか。

この本では、糖質制限にまつわる誤解を解消してもらいながら、なぜ糖質制限やケトン体食が脳のスペックを最大化するために有効なのかをご紹介していきたいと思います。

この本の内容を実践すると、明らかに脳のスペックが最大化され、思考がスピードアップし、アイディアがみなぎり、記憶力や集中力が高まり、安定したメンタルと的確な判断力が持てるようになることを体感できるはずです。

とはいえ、糖質制限とケトン体食の良さを頭では理解しても、実際には大変な困難が生じるものです。糖質を減らそうと決心し、いざ実践してみようとすると、飲食店などで提供されるメニューのほとんどが糖質過多だということに気づくことでしょう。

コンビニではおにぎりやパンを買う、外食ならファストフードや立ち食いそば、パスタを食べる、というのが一般的でしょう。ご飯もパンも麺類も、そのほとんどが糖質メインの食材。

糖質制限を始めると、最初は食べられるものを見つけるだけでひと苦労です。しかし、本書で人間の代謝の機序を知ったうえで、ぜひこの食事法を実践してみてほしいのです。実際に食事を変えてみると、あきらかに脳の機能が圧倒的に高まることが体感でき、続ける意欲も湧いてくるでしょう。私は、その背中を押す一助になりたいと考えています。

脳の機能が高まると、たとえば仕事の効率と質が向上して、会社での評価が高まるでしょう。もしかすると、それによって昇給や昇進などにつながるかもしれません。

働き盛りで仕事の効率を高めたい人はもちろん、もの忘れが気になり、脳の老化をストップさせたい人や、あるいは志望校合格に向けて受験勉強をしている人など、判断力や記憶力、集中力などを高め、いつも頭の状態をキレキレにしたい人であれば、ぜひ本書の内容を実践してみてほしいと思います。

また、脳機能が高まると共感能力の高まりや精神的な安定がもたらされ、コミュニケーション能力も向上します。結果として、気分の落ち込みや不眠、イライラなどの抑うつ症状の予防など、メンタル面でもさまざまなベネフィットが得られます。

ご自身のＱＯＬ（Quality of Life）を向上させ、人生の本質的な幸福度を高めたいと考えている人も、ぜひご一読いただければ幸いです。

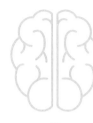

CONTENTS

脳のスペックを最大化する食事

◉第2章 脳が本来のスペックを発揮するとどうなるか

◉第4章 【実践編】頭が良くなる食事プログラム

第1章

なぜ、頭は悪くなってしまうのか

Nutrition to maximize brain specs

1 頭が悪くなってしまう最大の原因は「食事」と「生活習慣」

この本を読み始めたあなたに、まず質問してみたいことがあります。そもそも「頭が悪くなっている状態」というのは、どんな状態を指すと思いますか？

もし私が同じことを聞かれたら、医学的には次の2つの状態であると答えます。

・脳の「機能」に問題がある
・脳の「栄養」が足りていない

1つめの脳の「機能」の問題からお話ししてみましょう。人間は脳の機能になんらかの問題が起きると、脳を上手に使うことができなくなってしまいます。人間の脳の神経細胞は、加齢によって萎縮していくもの。ですから、脳機能の劣化や老化じたいは誰にでも起こりうることです。しかし、加齢といっても、誰もが同じように老け込むわけではなく、もちろん個人差があります。脳梗塞などがきっかけとなって脳機能の一部が失われてしまうケースは別として、加齢による脳機能の低下であれば、日常的な食事や生活習慣などに気をつけることで、かなり遅らせることができます。

じつは、それが2つめの理由である脳の「栄養」の問題にかかわってきます。脳の栄養状態は、脳の機能にダイレクトに影響します。つまり、**脳に十分な栄養を行き渡らせることで、脳の機能を本来のキレキレな状態にキープすることができる**のです。その逆に、脳内の栄養が足りていないと、脳の機能低下が引き起こされてしまうことになります。

脳の栄養が足りていないと、脳は本来のスペックを発揮できない

では、「脳に栄養が足りていない状態」とは、具体的にどんな状態を指すのでしょうか。

医学的な視点からすると、おおまかに次の2つの状態に分けることができます。

- **脳内の血液中の栄養がそもそも不十分である**
- **脳内の血管に問題があって、栄養が隅々にまで届いていない**

「脳内の血液中の栄養が不十分な状態」は、食事から必要な栄養が摂取できていないことで引き起こされます。食事の量そのものが少なかったり、ふつうの食生活を送っているつもりでも、摂取している栄養が偏っていたり、あるいは人間が本来取るべき栄養が取れていないと、脳内はとうぜん、栄養失調の状態になってしまいます。

アンバランスな食習慣や、間違った方法でダイエットを行ったりすると、脳に必要な栄養を与えられなくなってしまうのです。また、**栄養を脳の隅々まで運んでくれる役割を担う血管がボロボロな状態でも、脳に必要な栄養を行き渡らせることができなくなります。**

私はこの本でみなさんに、脳にとってどんな栄養がどれだけ必要なのか、そして良質な栄養を十分に脳に行き渡らせてあげると、脳がどれだけ本来のスペックを発揮できるようになるのか、お話ししたいと思います。

あなたは「脳の栄養失調」になっていないか

「もしかしたら、食事の質や、栄養のバランスが偏っているかも……」という自覚がある人はまだ大丈夫なのですが、その自覚がない人は、とくに注意が必要です。食事の栄養バランスに問題がある人にとにかく多いのが、「糖質を取りすぎている」というケース。私が診てきた患者さんにも非常に多いタイプなのですが、**栄養バランスのことをまったく考えず、漫然と空腹を満たすことが習慣になっている人は、なぜか米や麺類、パンといった主食ばかり食べてしまっている**という傾向があります。

みなさんのなかでも、うどんやパン、インスタントラーメンなどの炭水化物中心の食事に偏っている人はいませんか？ 炭水化物とは、糖質＋食物繊維のこと。炭水化物だけでお腹を満たしてしまうと、タンパク質や脂質（アブラ）、ビタミンやミネラルなどの栄養素が不足してしまい、カラダの中が糖質過多な状態になってしまいます。

ほかにも、甘いものが大好物で、砂糖や糖類を食べすぎている人もいます。食後や間食にケーキや和菓子などの甘いものをダラダラ食いしてしまい、結果として過剰な量の糖質を取っているのです。

糖質の過剰摂取がなぜ脳にとって良くないのか、のちほど本書で説明いたしますが、もし最近、「なんだか頭の回転が鈍いな」「もの忘れが多くなった」と感じているようであれば、まずご自身の普段の食生活がどうなっているか、ぜひ検討してみてほしいのです。

とうぜんながら、食事や生活習慣、栄養バランスに偏りがあると、脳の血液中の栄養状態も同じようにアンバランスなものになっています。

また糖質の過剰摂取だけでなく、**質の悪いアブラ（質の悪い脂質）の摂取が多すぎても、全身の炎症を増やしてしまい、余分な体内物質が血管に沈着する原因となります。**脳の血管に余計なゴミが溜《た》まったり、脳の血管そのものがボロボロになってしなやかさを失ったりすると、とうぜんながら十分な栄養が脳に届きません。

もちろん、喫煙や過度な飲酒、運動不足、睡眠不足、偏った食生活などの不健康な生活習慣も、脳の血管をボロボロにします。こうした不健康な生活習慣を送ることで、動脈硬化や毛細血管の機能不全、血管へのコレステロールの沈着などが引き起こされ、血管を通じて届けられるべき十分な栄養が、脳の隅々まで行き渡らなくなってしまうのです。

頭を悪くする生活習慣＝不規則な生活と睡眠不足

では次に「頭を悪くする生活習慣」とはどのようなものなのか、具体的に考えてみましょう。ここでいう生活習慣というのは、主に「生活のリズム」のことだとイメージしてみてください。何時に起きて、何時から何時まで働いて、何時に寝て、起きている間に何回、食事を取ったのか、といったことです。

頭を悪くする生活習慣とは、「人間本来の概日《がいじつ》リズムからズレた生活」だと言い換えられます。概日リズム（サーカディアンリズムとも呼ばれています）とは、朝昼晩と、太陽の動きに合わせた生活のリズムのこと。「体内時計」という言葉をご存じの方も多いと思いますが、私たちのカラダは太陽光の明暗周期と同期しているのです。

夜になったら眠くなり、朝が来たら目覚める。体温やホルモン分泌なども、この概日リズムに合わせて1日の間で規則正しく変化しています。こうした自然なリズムからズレた生活を送ることが、なぜ脳にとって良くないのでしょうか。

概日リズム（サーカディアンリズム）と脳内ホルモンの関係

例として、脳内のホルモンについてお話をしてみましょう。人間は、自然と眠くなる時間である夜の11時をピークに、睡眠導入の働きを持つ「メラトニン」というホルモンを脳内で分泌しています。そして徐々に夜が深まり、やがて朝が来て、太陽が姿を現します。朝の自然光を浴びると、体内で分泌されていたメラトニンが収まっていき、かわりに「セロトニン」というホルモンが分泌されます。セロトニンは日中、ヒトがいきいきと生活するために必要な活力の源となる脳内物質。近年は「幸せホルモン」としても良く知られています。

このセロトニンが脳の働きを活発にし、精神の安定や安心感、平常心や頭の回転などを高める働きをするのです。

セロトニンはストレスに対しても効能があり、私たちの精神安定剤としての役割も果たしてくれるホルモンです。**セロトニンが不足すると、イライラしたり、仕事などへのモチベーションが下がったり、不眠やうつ病などの傾向としてあらわれる**こともあります。

睡眠のタイミングが概日リズムからずれると、とうぜん睡眠の質が下がってしまいますよね。セロトニンやメラトニンなどの脳内物質が分泌されるタイミングが、自然な概日リズムと同期しなくなるために、これらの脳内物質が正常に分泌されなくなるからです。

結果として、深くて良質な睡眠が得られにくくなり、夜間の睡眠が浅いまま朝を迎えるという悪い循環に陥ります。カラダや脳の疲れが残ったままだと、もちろんメンタルも安定せず、ひいてはそれがストレスを溜め込む原因になってしまいます。

ストレスは、動脈を硬化させる危険因子のひとつです。概日リズムからかけ離れた生活が、動脈硬化だけでなく、あらゆる生活習慣病の原因になるというわけです。

概日リズム（サーカディアンリズム）

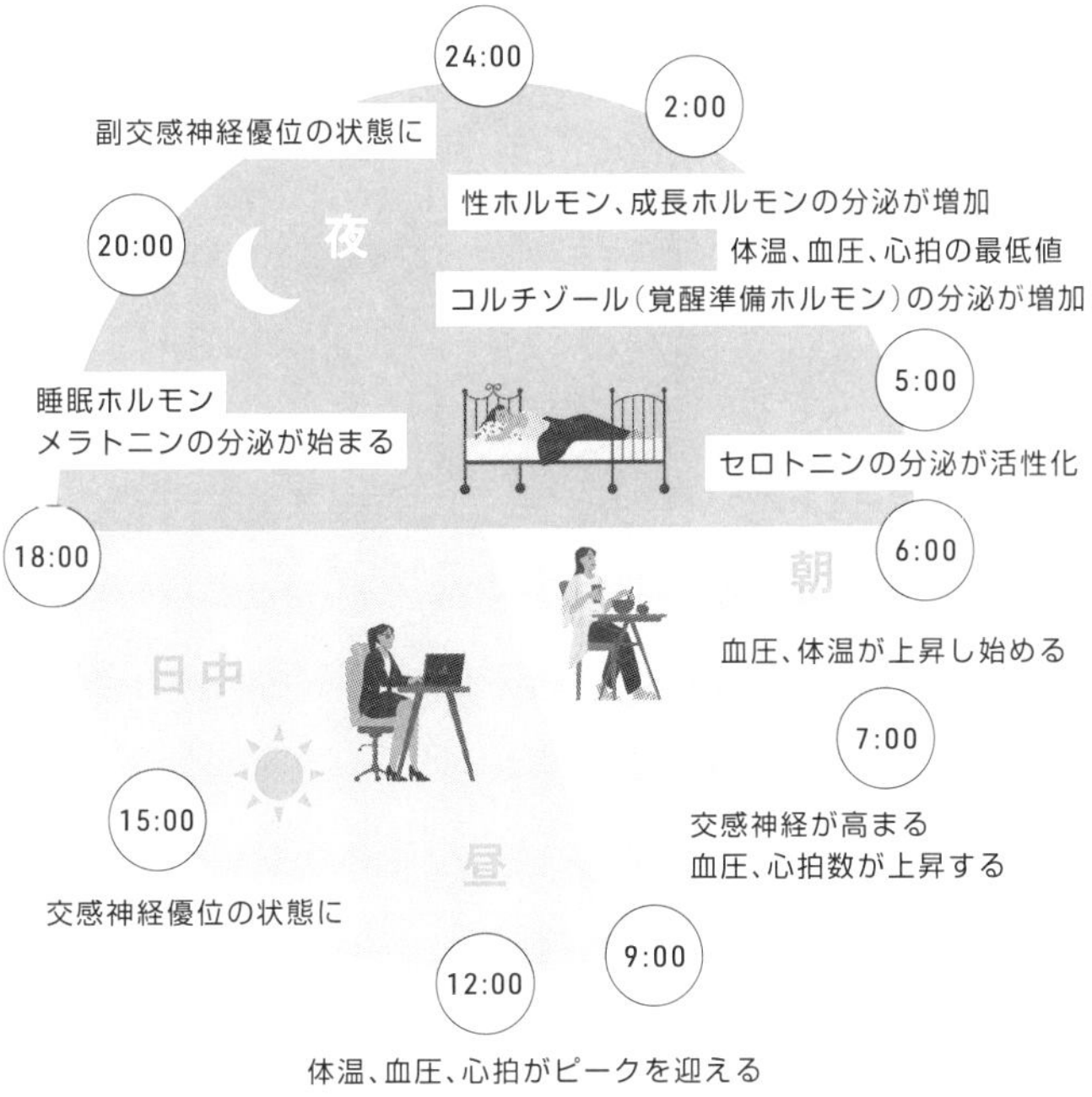

【概日リズムとそれぞれのホルモンの働き】

成長ホルモン　細胞を修復して老化をゆるやかにすることから「若返りホルモン」と呼ばれることも。免疫力を高め、脂肪を分解し、肌の新陳代謝を活発にする。

メラトニン　深く良質な眠りを促す働きがあるホルモン。免疫力を高め、抗酸化作用によって老化をゆるやかにする。また成長ホルモンの分泌を促す作用も。

セロトニン　メンタルのバランスを整えるホルモン。日中に散歩するなどして太陽光を浴びることで分泌が活発になる。また睡眠ホルモンであるメラトニンの原料になる。

コルチゾール　朝に分泌のピークを迎えるホルモンで、血糖値と血圧を上げて起床の準備をする作用がある。体内の炎症を抑えたり、免疫を調整する機能も。

2 脳が老化してしまうメカニズムとは

すでに少しだけお話ししましたが、脳の老化はとうぜん、加齢によって進行します。60歳以降になると、どうしても加齢によって脳細胞が萎縮していきます。本書では、この脳の萎縮のスピードを遅くし、萎縮そのものを予防する方法をお伝えしたいと考えています。

まず、脳の萎縮を遅くする方法があるわけですから、その逆に、脳の萎縮を早めてしまうこともあるということはイメージできるかと思います。実際、**若い人でも生活習慣によっては脳の老化が進んでしまうことがあります。**私がクリニックで診察した患者さんのなかに、若年性認知症の人がいました。実年齢は40代でしたが、脳の萎縮が進んでおり、ＭＲＩで検査してみると、80代並みの状態になっていました。

脳の老化を進行させてしまうメカニズムを見てみると、主な要因は決まっています。実際に患者さんを診察していても、ある要因が共通点として見られるのです。脳が老化するメカニズムを知ることは、脳のパフォーマンスを高めるために必須の条件です。

さて、脳の老化を早める要因は4つあります。1つずつ解説していきましょう。

【脳が老化する要因①】糖質を過剰に摂取している

糖質の過剰な摂取は、脳を老化させる原因となります。糖質は細胞が活動するエネルギー源になりますが、これも取りすぎはよくありません。暴飲暴食をしてしまうときは、たいてい糖質が多いものを食べています。

ちょっと思い出してみてください。お酒はその多くに糖質が含まれています。さらにお酒を飲んだ後の締めのラーメン。麺には糖質がたっぷり含まれています。お酒を飲まない人でも、甘党であれば甘いお菓子を食べていたりしますよね。もちろん、スイーツだって糖質たっぷりです。ついつい食べすぎたり飲みすぎたりする「魅力的な食べ物」の多くに、糖質がふんだんに含まれています。

糖質の取りすぎには、脳の認知能力を低めるリスクがあります。糖尿病になると、脳梗塞など脳のトラブルのリスクが高まるという話を聞いたことはないでしょうか？ **糖質の取りすぎは、動脈硬化など血管の老化を進め、認知機能の低下をもたらします。しかもやっか**

いなことに、糖質の取りすぎが、さらなる高血糖状態のスパイラルを引き起こします。

具体的にはどのようにして悪循環が起こるのでしょうか。

まず、糖質を取ると血糖値が上がります。それに対して、カラダはインスリンを分泌して血糖値を下げようとします。インスリンは血糖を調節する働きを持つホルモン。血糖を細胞に吸収させて、血液中の糖を減らす働きをします。血糖値は高すぎても低すぎても健康に良くありません。そのため、血糖値が高まるとそれを下げて一定に保とうとする機能が人間には備わっているのです。ここまでは正常なカラダの反応であり、問題はありません。

しかし、インスリンがせっかく血糖値を下げてくれたのに、ストレスから暴飲暴食をしたりして、さらに糖質を取り続けてしまう人も多いのではないでしょうか。慢性的に糖質を取り続けると、血糖値の上昇を抑えてくれるはずのインスリンの作用が鈍くなる「インスリン抵抗性」と呼ばれる状態になってしまいます。

細胞の中には、「インスリンレセプター」と呼ばれるタンパク質群があります。インスリンレセプターには、インスリンと結合して糖を細胞に吸収するという働きがあります。しかし、血中の糖が増えすぎると、細胞はインスリンレセプターの数を減らします。これは、糖が細胞に入りすぎるのを防ぐためです。その結果、細胞中の糖が少なくなります。

すると、実際以上に細胞内に糖質、すなわちエネルギーが足りていない飢餓状態だと脳が勘違いしてしまいます。その結果、「もっと糖質を食べないと」という命令が脳から下され、さらに糖質を取りすぎることに……。まさに悪循環です。

結果として、脳の血管に不要なゴミが溜まり、さらに脳内の動脈硬化が起こり、脳の老化がますます進んでしまうというわけです。

【脳が老化する要因②】体内の活性酸素が多すぎる

活性酸素は、細胞内でエネルギーを産生する役割を持つミトコンドリアの働きを阻害します。ミトコンドリアは脳細胞をはじめ全身の細胞中に存在する小器官で、「TCAサイクル」というエネルギーを産生する経路を通って、摂取した栄養をエネルギーに変えてくれます。この一連の流れが、いわゆる「代謝」と呼ばれるものです。そして、ミトコンドリアが代謝を行っていく過程で、エネルギーと一緒に活性酸素が発生します。

活性酸素には、体外からの細菌などを無毒化するという有用な働きもあります。つまり、活性酸素の存在自体が悪いものというわけではありません。

しかし、活性酸素が体内に多くありすぎると、ミトコンドリアの機能を阻害する働きをしてしまいます。この活性酸素によって脳細胞や体内の細胞が傷つけられる過程を「酸化」といいます。細胞が酸化することをたとえて言うなら、鉄にサビがつくようなもの、とイメージしていただくといいかもしれません。

エネルギーを生むミトコンドリアには、活性酸素の悪影響を受けやすい、酸化されやすいなどの弱点があります。また、ミトコンドリアの機能は40歳ぐらいから徐々に低下し、80歳になると40歳時の60%ぐらいの働きしかできなくなってしまいます。

活性酸素の影響を受けたり機能が低下したりすると、ミトコンドリアは代謝をスムーズに行えなくなるため、体内で作られるエネルギーが減少することになります。

このミトコンドリアでのエネルギー不足が、脳の機能低下を引き起こしてしまうのです。

また活性酸素は、ハードなマラソンなど負荷の高い有酸素運動でも大量に発生します。有酸素運動とは、酸素などをエネルギーにして継続的に筋肉を使う運動のこと。ということは、脳機能を保つためにも、あまり激しい長距離走を行うことはおすすめできません。

同じ有酸素運動でも、ウォーキングや縄跳びなど、ハードすぎない内容の運動であれば、活性酸素の心配は不要です。また筋トレは有酸素運動ではなく無酸素運動ですが、ある程度の活性酸素が生まれます。

体内の酸化には、運動のほかに食べ物も関係してきます。食べるものに気をつけて「抗酸化物質」を摂取していれば、細胞の酸化を防ぐことができます。

食物に含まれる抗酸化物質のことを「スカベンジャー」と呼びます。**スカベンジャーは活性酸素の攻撃から身を守ったり、活性酸素で傷つけられた細胞を修復したりします。**

みなさんも聞いたことがあるかもしれませんが、ビタミンCやポリフェノールなどが代表的なスカベンジャーです。スカベンジャーは緑黄色野菜に比較的多く含まれていますが、私は現代人にとって必要な量は食事から取るだけでは足りないと考えています。もちろん糖質中心の食生活を送っているなど、摂取している栄養に偏りがあるとスカベンジャーをほとんど摂取できず、細胞は活性酸素の攻撃を受け続け、脳の老化の原因となってしまいます。

【脳が老化する要因③】睡眠が不足している

睡眠不足ももちろん、老化を進める原因となります。睡眠が足りていないと、脳内ホルモンの分泌のバランスが崩れるだけでなく、睡眠中に脳内から排出されるアミロイドβ《ベータ》と呼ばれる老廃物が排出できないまま蓄積してしまうからです。

脳内には、リンパ系に似た働きをする「グリンパティックシステム」という循環システムがあります。脳で重要な役割を果たす「グリア細胞」が睡眠中に少し縮み、その隙間を使ってアミロイドβのような老廃物を排出することが研究によってわかっています。

睡眠不足は、このグリンパティックシステムの働きを不十分にしてしまうのです。アミロイドβは、いわば神経細胞の周囲に溜まったゴミ。この物質の蓄積は、アルツハイマー型認知症の発症と密接なかかわりがあるとされています。

【脳が老化する要因④】喫煙・飲酒が習慣化している

喫煙も血流や大脳皮質に悪影響を与えます。まずタバコの煙に含まれるニコチンや一酸化炭素によって血管が収縮し、血流が悪化します。

さらに一酸化炭素は血液の粘度を高めるため、動脈硬化の原因となります。加えて、**喫煙は血流に悪い影響があるだけでなく、脳の認知機能を司《つかさ》る大脳皮質を薄くしてしまう**こともわかっています。大脳皮質がダメージを受ければ、とうぜん認知能力も下がります。喫煙が習慣になっている人は、いますぐやめるべきです。認知能力が下がってしまうと、どうなるか——それはここでは説明しないでおきましょう。

また喫煙だけでなく、アルコールの飲みすぎも脳を萎縮させ、その機能を低下させる原因です。アルコールの大量飲酒と認知症の関連を示すような論文も多数発表されています。とくに高齢になると、加齢により脳はアルコールの影響を受けやすくなると言われています。

アルコールは、睡眠にも悪影響があります。

そもそも睡眠は、浅い睡眠レベルの「レム睡眠」と深い睡眠レベルの「ノンレム睡眠」に分けられます。私たちはノンレム睡眠の間に脳を休息させているのですが、適量以上にアルコールを飲んでしまうと眠りが浅くなり、脳の疲労回復に悪影響を及ぼします。読者のみなさんのなかにも、居酒屋をハシゴするなどしてお酒をたくさん飲んだ夜に、どうにも寝つきが悪く、何度も深夜に目が覚めてしまった経験をお持ちの方がいらっしゃるのではないでしょうか。

もちろん適量を守れば、アルコールはストレス解消の効果があり、メンタルのリフレッシュにも役立ちます。お酒の摂取量の目安は、アルコールにして20グラム、ビールなら500ミリリットル、ワインならグラス2杯、日本酒なら1合程度までとするべきでしょう。

Nutrition to maximize brain specs

3 「もの忘れ」は認知症の前段階

脳の老化や認知症を防ぐには、その兆候となるサインを見逃さずに、発見したらすぐに対処すべきです。そして、そのサインになるのが「もの忘れ」や軽度の認知障害「MCI」だと言えます。MCIとは、健常者と認知症患者の間のグレーゾーンに当たる段階のこと。MCIからそのまま認知症に移行するケースも多く、もし医師にMCIと診断されたら適切に対処することが必要です。

最近、「アレ、アレ、なんだっけ?」「あの人の名前がどうしても思い出せない」などのもの忘れが激しいなど不安な変化があったときは、それが実際に老化のサインなのかどうかを見極めることが必要です。

ただし、すべてのもの忘れが脳の老化や認知症のサインだとは言いきれません。認知症とただのもの忘れの見極めは、精神科医である私にとってもいちばん難しいところで、専門医としても非常に重要なテーマでもあります。ここでは初めに、「自然なもの忘れ」と「認知症につながってしまうもの忘れ」の見極め方について考えてみましょう。

若い頭よりも年齢を重ねたほうが「理解力」が高まる

40～50代になってから、ものを覚えることが苦手になった、という人はおそらくたくさんいることでしょう。もしあなたもそうした心配をしているなら、ちょっと振り返ってみてください。あなたは今、なにかを覚えるのにどのような方法で行っていますか？ どのくらい「記憶する努力」をしているでしょうか？

おそらくほとんどの人が、10～20代にしていた試験勉強のように、ノートに繰り返し書くなどして暗記をすることなどないでしょう。書くことによって記憶できることは多いのですが、歳《とし》をとるにつれ、それをしなくなったケースがほとんどです。

ちょっと話が横道にそれてしまうのですが、**年齢を重ねても正しく脳を使っていれば、記憶力は維持できます。**たしかに、脳の機能上では丸暗記する能力のピークは20代。丸暗記そのものは、50～60代の脳にとっては苦手な作業です。しかしそのかわりに、50～60代の脳は、20代の脳よりものごとを理解する力が高まってくると言われています。そのため、丸暗記は苦手でも、「理解して記憶する能力」については、年齢を重ねた方がむしろ高くなっているのです。つまり、**「理解する」という作業を加えることによって、50～60代の脳でも記憶力を飛躍的に伸ばすことができる**ということになります。

正直なところ、もの忘れがひどくなったと嘆いている人の多くは、「ものごとをちゃんと理解する努力」をしていないように感じられてなりません。ものごとや情報を整理、関連づけ、理解するようにすれば、いくつになっても記憶力を高めることができるからです。

とはいえ、なかには覚えるための正しい努力をしているのに、なかなか記憶として定着できない人がいます。そういう人はMCIの可能性があります。記憶するために努力しているのにどうしても忘れてしまう場合は、医療的な対処が必要なもの忘れということです。私の経験してきたことをもとに、実例を挙げながら説明したいと思います。

年齢を重ねても、脳の機能は改善できる

当クリニックでは、診察に来た人にはMMSE（※認知症が疑われるときに行われる神経心理検査）や長谷川式認知症スケール（※認知症の高齢者をスクリーニングするための簡易

的な認知機能検査）といったテストを受けてもらっています。MMSEも長谷川式認知症スケールも、脳の機能障害を調べるために有効なテストです。どちらのテストも30点満点で、MMSEは23点以下、長谷川式は20点以下で認知症の疑いがあるとされます。

このテストで、初めは満点でも、定期的に受けてもらっているうちに1点、2点と少しずつ得点が落ちていく人がいます。高得点とされる範囲であったとしても、少しずつ点数が下がっていく人は要注意です。そこから認知症に移行してしまった患者さんを、何人も見てきました。点数が下がっているのは、なにか対処せよという危険信号です。

そして、そういう患者さんには共通した問題があります。食事や生活習慣です。

逆に、良くなった例もあります。42歳で来院した患者さんがいました。トラックの運転手として働いていたのですが、いつも使っていた高速道路のインターチェンジや降り口を間違えるようになってしまい、私のクリニックを訪れたのでした。

この人は初めに受けてもらったテストの結果が22～23点で、軽度の認知症が疑われるレベルでした。しかし治療を続けながら、栄養バランスや生活習慣を改善してもらった結果、満点を取るまでに回復。脳の画像検査の結果を見ても、正常に改善されていました。**食事と生活習慣を変えることで、「頭が良くなった」「脳のスペックが従来のレベルまで改善した」**のです。

最近〈アレアレ症候群〉かも？ と思ったら

このことは、いくつかの大切なことを示唆しています。まず、「アレ、アレ、あの名前なんだっけ？」といった、いわゆる〈アレアレ症候群〉程度の症状では、脳の老化や認知症だと断定できないということ。努力しても覚えられないのかどうか、そもそも努力をしていない、あるいは努力が足りていないだけなのか、まず初めに確かめることが必要です。

さらに大事なことは、食事と生活習慣を正すことでもの忘れが改善できること。検査の結果がいまのところ安全圏の数字であっても、偏った食生活のままでいると深刻な脳の老化を招いてしまいます。脳が老化しているかどうか正確に判断するためには、簡易的なものでもいいので、認知症のクリニックなどで神経心理検査を受けてみることをおすすめします。

いずれにしても、不安は放置せず、適切に対処することが大切です。

仮にテストの結果がＭＣＩと診断されるレベルだったとしても、慌てる必要はありません。この本に書かれていることを実践してください。不安になる必要はありません。実践を続ければ、少なくとも進行は遅らせることができます。さらには進行を止めたり、改善したりすることもできます。適切な対処をすれば大丈夫です。

4 脳の老廃物「アミロイドβ」が溜まってしまう理由

みなさんは「アミロイドβ《ベータ》」という脳内物質をご存じでしょうか。

最近ではこれを「脳の老廃物」「脳のゴミ」と呼ぶことがありますが、アミロイドβじたいは健康な若い脳にも存在する物質で、記憶の定着にも関与している物質だとも考えられています。

つまりアミロイドβは、その役目を終えたところで脳からさっぱりと排出されれば、まったく問題ありません。**問題は、脳内からうまく排出されずに（流されずに）蓄積してしまうようなアミロイドβが発生すること**です。

排出されずに脳の神経細胞の周囲に蓄積したアミロイドβは、道路に散らかったままのゴミのような状態になって、栄養を運ぶ交通網である血液の流れを邪魔し、栄養を末消《まっしょう》神経まで届けさせず、さまざまな神経細胞の働きに悪影響を与えます。また蓄積して異常化したアミロイドβ（「オリゴマー」と呼びます）は、認知症の原因になるとも考えられています。

では、アミロイドβはそもそもなぜ脳に溜まってしまうのでしょうか。

睡眠不足だと、脳内の老廃物＝アミロイドβが排出できない

ここにもまた、生活習慣がかかわっています。アミロイドβの排出は睡眠中に行われ、1日分を排出するのに5時間かかります。つまり5時間未満しか睡眠を取っていない場合、その日の分のアミロイドβを脳内からすべて排出することができなくなってしまうのです。

寝不足のときに頭がぼーっとするのは誰もが経験するところでしょう。これも排出しきれなかった老廃物が脳内に残っていて、神経細胞の機能を障害しているからだと考えられます。脳の老化を防ぐという観点からすると、1日あたり5時間以下まで睡眠時間を削るような生活を送っている人は、言語道断だと言えるのです。

また睡眠不足と重なるケースもありますが、睡眠が不規則になっている人もアミロイドβがうまく排出できない状態を作っています。

睡眠が不規則になると、体内のホルモンの分泌に変調をきたします。前述しましたが、睡眠に深くかかわりがあるホルモンは、メラトニンです。昼と夜が逆転したり、夜更かしが続いたりすると、メラトニンの分泌が不十分になったり、適切なタイミングでの分泌ができなくなって、長時間、少量ずつ分泌されたりするようになってしまいます。

その結果、さらに睡眠の質が低下してしまうのです。睡眠には、浅い睡眠レベルの「レム睡眠」と深い睡眠レベルの「ノンレム睡眠」がありますが、ノンレム睡眠の質が下がると、真夜中でも途中覚醒しやすくなってしまいます。

アミロイドβはノンレム睡眠中に脳細胞から排出されるので、ノンレム睡眠の質が低下すると、脳から十分にアミロイドβが排出できなくなる原因となります。つまり、**深く眠りについていなければならない夜中の時間帯に目が覚めやすくなると、アミロイドβが脳内に溜まってしまう**のです。

不規則な睡眠リズムを避け、良質な睡眠を十分にとることがどれだけ大事か、イメージしていただけたでしょうか。

脳内の血流が悪化するとアミロイドβが蓄積する

アミロイドβは、睡眠不足だけでなく、血流が悪くなって脳内から排出されにくくなることによっても蓄積します。若いうちは血管もしなやかで、血流にも問題がありません。しかし年齢を重ねて動脈硬化が起こったり、代謝の回転が悪くなったりすると、血管がアミロイドβを

アミロイドβが蓄積すると……

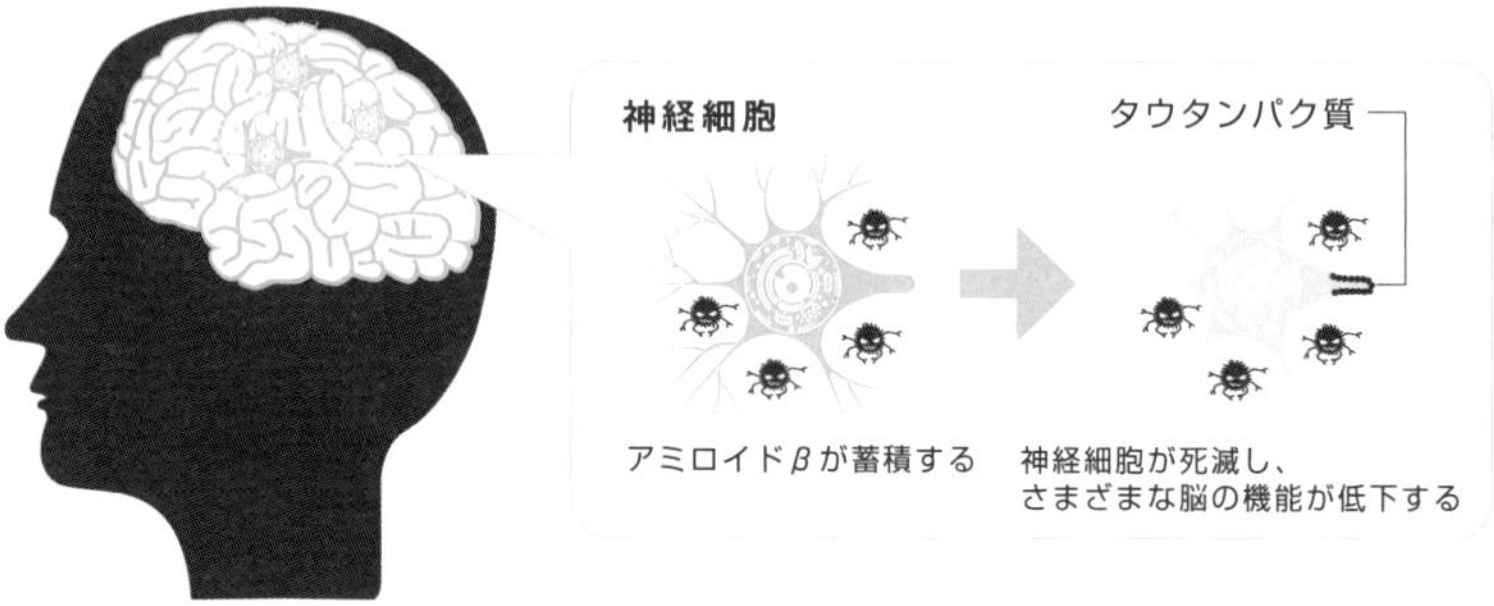
神経細胞
タウタンパク質
アミロイドβが蓄積する
神経細胞が死滅し、
さまざまな脳の機能が低下する

うまく流し去ることができなくなり、徐々に脳内にゴミとして溜めてしまうのです。アミロイドβの蓄積と血流の悪化に関連性があることは、マウスを使った研究によっても明らかにされています。

つまり、**動脈硬化が慢性的な脳内の血流の低下を引き起こし、さらに血流の低下によってアミロイドβが凝集、蓄積し、これがアルツハイマー型の認知症の進行を加速させてしまう**のです。ということは、動脈硬化の原因となる糖尿病などの生活習慣病は、アミロイドβを脳内に蓄積させてしまう引き金になるということです。

アミロイドβは、脳内の神経細胞のまわりに蓄積します。脳内の神経系の大多数を成す細胞は「グリア細胞」と呼ばれ、脳のさまざまな機能を果たしています。アミロイドβが蓄積すると、グリア細胞でエネルギー基質の受け渡しがうまくできなくなってしまうのです。

5 加齢とともに起こりやすい「脳のエネルギー不足」

ここで脳をエネルギー不足の状態にしてしまう要因を確認しておきましょう。

- **食事による栄養の偏り（高血糖）**
- **脳内で栄養を代謝する機能の低下**
- **血流を妨げる動脈硬化やコレステロールの沈着など**
- **アミロイドβなど老廃物の蓄積**

どれも加齢とともに起こりやすくなるネガティブな状態です。

これらが原因となって脳に栄養が行き渡らなくなると、脳がエネルギー不足の状態になり、本来は脳のすみずみにまで行き渡るべきエネルギーが不足します。こうなるとうぜん、脳は栄養失調となり、その機能が低下します。

また脳の栄養失調は、たんに脳の老化を引き起こすだけでなく、認知症の原因となるリスクもあります。**水分や養分が与えられなくなった植物が枯れてしまうように、栄養が行き渡らない脳に元気がなくなるのは、まさに自然の摂理**だと言えます。

すべての生命の細胞内に存在するエネルギー分子「ATP」

ここでちょっとだけ、すべての生命の細胞内にあるエネルギー分子「ATP」について説明させてください。「ATP」を意識することで、脳のスペックを最大化するための基本的な考え方はもちろん、老化防止やアンチエイジングの観点からの理解も深めることができるようになります。やや専門的なお話かもしれませんが、少しだけお付き合いください。

ATPは「アデノシン三リン酸」の略語で、生物の細胞内に存在してエネルギーの貯蔵や放出といった働きをする化合物のこと。

またATPは「生体のエネルギー通貨」とも呼ばれており、すべての生物にとって生きていくうえでなくてはならない非常に重要な役割を果たしています。**人間が必要とするエネルギーの90%は、このATPに負っています。**ATPが私たちを動かす燃料としてどのぐらい重要なものか、イメージいただけるでしょうか。

ATPは大きく分けて「無酸素系（解糖系や乳酸系）」と「有酸素系」の2つのエネルギー代謝ルートで作られます。このうちもっとも効率よくATPを産生するのが有酸素系で、有酸素系のエネルギー供給回路のなかでもいちばん重要な回路が「TCAサイクル」です。TCAサイクルはクエン酸サイクルとも呼ばれます。

このTCAサイクルはもっともエネルギー産生の効率が良く、たとえば「解糖系」では1分子のグルコースから2つのATPだけしか作ることができませんが、TCAサイクルでは同じ1分子のグルコースから、理論上は32個のATPを作ることができます。

おおまかな解説になりますが、まずは**解糖系よりもTCAサイクルの方が、かなり効率的にATPを産生できる**ということだけ、ちょっと覚えておいてください。私たちは、瞬発的な運動に不可欠な解糖系を利用しつつ、同時にハイブリッドエンジンのように有酸素系のTCAサイクルも働かせることで、十分なエネルギーを産生して活動しています。

このATPというエネルギーの産生量の差が、脳やカラダの活動に大きな影響を及ぼしていることは言うまでもありません。つまり、どれだけ効率的に、かつ十分にATPを産生できるか、それが私たちのヒトとしての性能を左右するのです。

エネルギーの産生経路

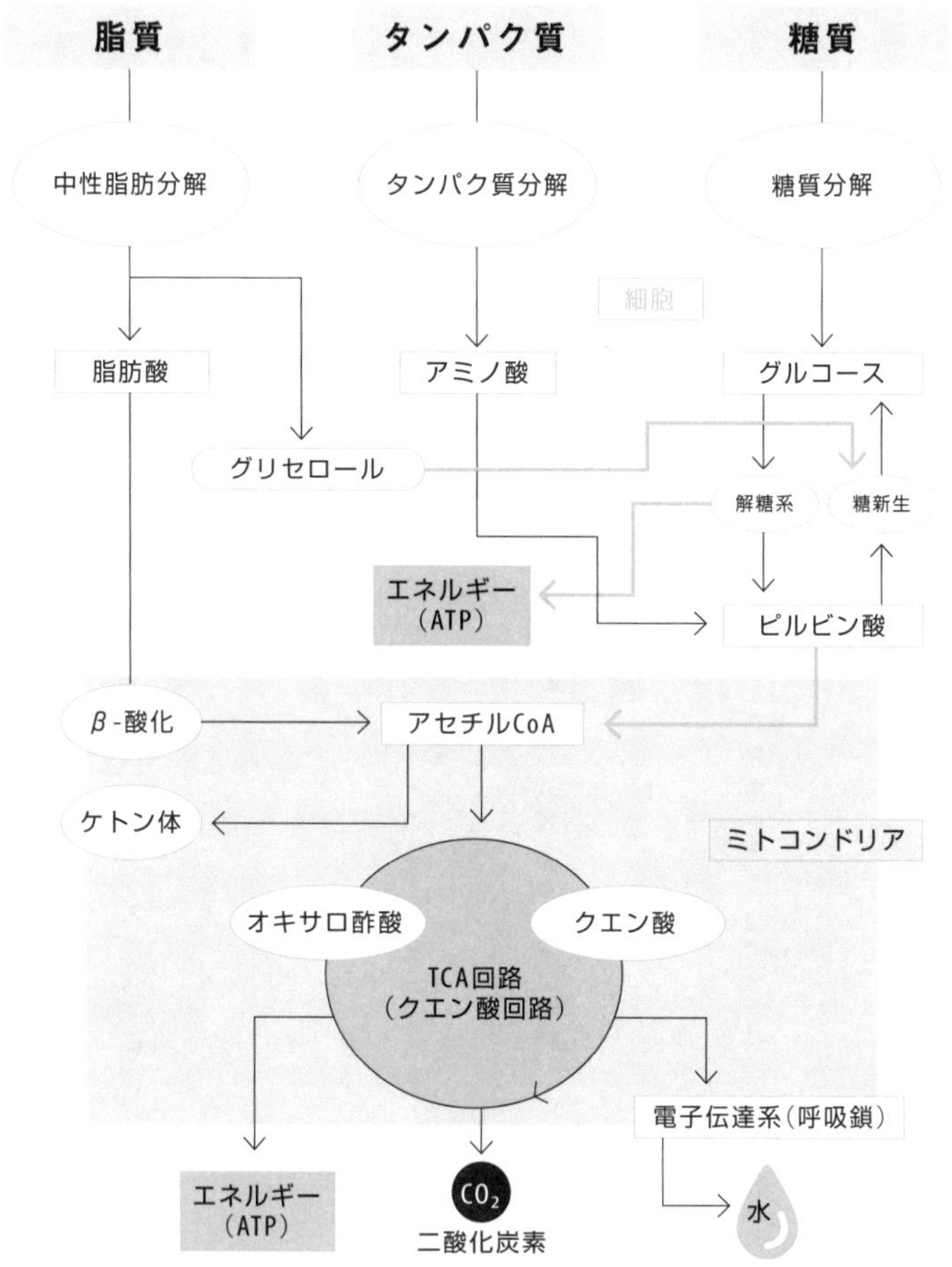
脂質
タンパク質
糖質
中性脂肪分解
タンパク質分解
糖質分解
細胞
脂肪酸
アミノ酸
グルコース
グリセロール
解糖系
糖新生
エネルギー（ATP）
ピルビン酸
β-酸化
アセチルCoA
ケトン体
ミトコンドリア
オキサロ酢酸
クエン酸
TCA回路（クエン酸回路）
電子伝達系（呼吸鎖）
エネルギー（ATP）
CO_2
二酸化炭素
水

脳の血管の老化が「脳の血流低下」を引き起こす

6

血管が老化して動脈が硬化すると、血流が低下し、全身の末梢の毛細血管まで血流が行き渡らなくなってしまいます。

こうなるともちろん、脳内の血管でも血流低下が起こります。どのような仕組みで血管の老化が血流の低下を引き起こすのか、具体的に見てみましょう。

脳内の「ゴースト血管」が頭を悪くする

まず心臓から押し出された血液は、血管が波状に「しなる」ことによって血管の中を流れていきます。動脈がしなやかであれば、血流の勢いが弱まることはありません。全身の末梢まで、また脳の隅々まで、血液がサラサラと行き渡ります。

しかし動脈硬化が起こると、血管の波の動きが消えて、血液が末梢までサラサラと流れなくなります。この血流量の低下が、さらなる血管の問題を引き起こします。

毛細血管が、「ゴースト血管」になってしまうのです。

ゴースト血管とは、存在はしているのに血液が流れていない血管のこと。ゴースト血管が増え、脳内のさまざまな場所に血液が行き渡らない状態を放置しておくと、脳内の血流が滞り、老廃物も流されず、ついには毛細血管そのものが消えてしまいます。そして、ますます末梢まで血液が届かなくなるという悪循環が引き起こされるのです。

酸素や栄養分の受け渡しは、毛細血管で行われます。

そのため、毛細血管の血流が滞ったり、毛細血管そのものがなくなってしまったりすると、脳をはじめ、カラダ全体でも酸素や栄養分などの物質移動がうまくできなくなってしまいます。動脈硬化などで脳内の血流が悪化すると、「血管の老化」も進行してしまうのです。

こうなると、とうぜん細胞が活動するために必要なエネルギーが不足します。

細胞でエネルギー不足が起こると、脳が本来の機能を発揮できない状態に陥り、結果として「脳の老化」につながってしまうのです。まさに文字どおりの「悪循環」です。

脳の血液不足である「脳虚血」という症状になるとアルツハイマー型の認知症が進行してしまうのも、これと同じ原理です。

7

使わなくなった脳の神経回路が眠ったままになっている「脳のスリープ状態」とは

そもそも「老化」とは、ヒトにどってどんな現象なのでしょうか。

老化のことを「廃用性萎縮《はいようせいいしゅく》」という言葉で説明することがあります。廃用性の萎縮とは、安静にしすぎたり、カラダや脳の活動が不足したりすることによる心身の衰えのことです。

心や体躯に限らず、ふだんから脳も使わないと、私たちの脳はその状態に安住し、一種の「スリープ状態」に入ってしまいます。パターン化されたことや、ルーティンワークしかできない状態になってしまうのです。

チャレンジする意欲が低下していたら、「脳のスリープ状態」を疑え

脳は、与えられたエネルギーでできる範囲のことしか処理できません。

つまり、**脳は得られるエネルギーが足りなくなると、エネルギーの量に合わせて自らの**

動きを省エネ化するようになります。大量のエネルギーが必要となる活動を抑制して、供給されるエネルギーでできる範囲に活動量を収めようとします。そして、とくにエネルギーの消費量が多い活動からカットしようとするのもこの特徴です。

大量のエネルギーを使う脳の活動としては、新しいことにチャレンジしたり、意図していなかったことに対処したりすることが挙げられます。

そのため、**脳は自らのエネルギーが足りなくなると、新しいことや不慣れなことへのチャレンジをしようとしなくなります。**その結果、未知なことに挑戦したいという意欲や、初めての出来事に対して判断を下す力まで低下してしまうのです。

このように、脳の神経ネットワークがお休み状態になって使われなくなってしまったことを「脳のスリープ状態」と呼んでいいでしょう。

なお、脳は自分が関心のあることをするときには、脳の神経細胞に血流が集まり、活発に活動していいます。脳には、新しいことをせず、自分に関心のあることだけしかしなくなるという性格があるのです。

そして、こういう状態に慣れてしまうと、決められたことだけを毎日繰り返すような、パターン化した生活を送るようになってしまいます。

「変わり映えのない毎日」が頭を悪くする

パターン化した生活と脳のスリープ状態は、相互に強化し合う側面があります。そのためパターン化した生活を送っていると、ますます脳は慣れ親しんだルーティンの行動しかしなくなります。こうして脳への刺激がなくなると、脳は活発に活動していない状態となり、それが通常の状態だと認識してしまいます。

もともとはエネルギー不足などが原因で脳がスリープ状態になっていたとしても、脳のスリープ状態がパターン化した生活を作り、さらにパターン化した生活が脳のスリープ状態をますます強める……という、負のスパイラルに陥ってしまうのです。

パターン化した生活や刺激のない生活の例として、新しい交友関係を作らないことも挙げられます。未知の人と新しい関係を築いていく際には、相手のことを知っていかなくてはなりません。また相手がどのようなことにどのように反応するかわからないため、予期していないことに対処しなければならないこともあります。

しかし、そういったことが脳への刺激となり、神経を活発化させます。そのいっぽうで、**決まった人としか付き合わなかったり、そもそも交友関係そのものを持たなかったりする**

と、刺激が与えられす、脳が活性化されません。刺激がない状態は脳にとってもストレスがなく、楽なので、脳もそのままの状態を保とうとしてしまいます。脳は飽き性で、サボることを好むという性質があるのです。

パターン化した生活のほかに、脳への刺激が少なくなる原因として運動不足があります。脳の活動とカラダの活動は別なのでは？　と感じるかもしれません。

しかし、じつは首や背中などカラダを支える筋肉が衰えると、カラダを支えるのに余計なエネルギーが必要となり、脳にエネルギーが行き渡らなくなります。

また筋力が低下して姿勢が悪くなると、体内の血液の循環を悪化させ、脳への血流も低下させてしまいます。それに加えて、同じ場所に座ったままPCのモニターを見つめているような生活を送っていると、そもそも脳への刺激も少なくなります。これもまた、脳の使っていない部分をスリープ状態にしてしまう原因です。

「ゲームのやりすぎ」が脳のスリープ状態を引き起こす

モニター画面をずっと見続けるようなゲームをやりすぎることも、脳をスリープ状態にする原因となります。

ゲームは脳に悪影響だとよく言われます。実際、**ゲームは脳に刺激があるようでいて、脳の一部しか使っていません。**脳全体が活性化するわけではないので、結局はほかの新しいことを始めたいという意欲も低下し、自分にとって関心があることしかやりたいと感じなくなります。結果として、脳にとっていい意味でのストレスの少ない状態に安住しようとします。これが「ゲーム依存」に陥ってしまうひとつの原理です。

脳には3つの性格があります。「新しいもの好き」「飽き性」「怠け者」の3つです。脳のエネルギーが足りなくなったり、パターン化したことしかしていなかったりすると、これらの3つの性格のうち、飽き性と怠け者の傾向が強くなってしまいます。

活気のない生活が続くと、脳がどんどん不活発に、無精になってしまうのです。単調な刺激しかない状態に慣れることを、できるだけ避けなくてはいけません。単調な刺激しかない日常は、脳のスリープ状態をどんどん強化してしまいます。

その逆に、**新しい体験をすることは、脳内の神経同士をつないで新しい神経ネットワークを作ります。**そしてそれは脳の活性化に大きく効果があります。毎日の生活のなかで、新しいことに挑戦して、脳に刺激を与えることは、本当に大切なのです。

8 「頭が悪くなる生活習慣」チェックリスト

　ここまでの解説のなかから、「頭が悪くなる生活習慣」をリストにしてみました。この章のおさらいとして、自分がいくつ当てはまっているか、チェックしてみてください。脳の働きを下げてしまう原因としては、脳の栄養を不足させること、脳の血流を滞らせることが挙げられました。さらに脳の神経細胞を刺激しないことでも脳の機能が下がってしまうと述べました。以下はそういった脳の働きを下げる原因となる具体的な生活習慣です。

⑴ 糖質の取りすぎ

　糖質の取りすぎは動脈硬化など血管の老化を進め、認知機能の低下をもたらします。また糖質の過剰摂取が、さらなる糖質依存の状態をスパイラルに引き起こしてしまいます。**炭水化物を日常的に摂取していると、どんどん炭水化物を取りたくなる**のです。糖質は自覚なしに取りすぎているケースが多く、とくに注意が必要です。

2 抗酸化物質「スカベンジャー」不足

緑黄色野菜などに多く含まれている抗酸化物質「スカベンジャー」が不足すると、脳細胞が活性酸素の悪影響を受け続けてしまいます。活性酸素はミトコンドリアがエネルギーを生むときに発生するもので、体内から完全になくすことはできません。

しかし活性酸素による細胞の損傷を防ぐため、ポリフェノールやカロテノイドなどの抗酸化物質を摂取して細胞への悪影響を最小限に抑える必要があります。**ビタミン不足などの食生活の乱れは、体内に必要な抗酸化物質を不足させる原因となります。**

3 睡眠不足など、日周リズムに合わない生活

睡眠時間が足りないと、通常は睡眠中に排出される脳の老廃物「アミロイドβ」が脳内に蓄積します。また体内のホルモン分泌や体温の変化は日周リズムに沿っており、日周リズムに合わせた生活は人間にとって自然な生活です。**日周リズムに逆らう不規則な生活は、血管の老化などをもたらします。**その結果、脳の血流が悪化して脳内の隅々まで栄養が行き渡らなくなり、脳の機能を低下させてしまいます。

④パターン化された刺激のない生活

刺激のない単調な生活は、脳の神経系が活動しないスリープ状態を引き起こします。新しいことに挑戦したり対応したりするとき、脳はエネルギーを必要とします。パターン化された生活はエネルギーを消費せずに済み、脳にとっても楽な状態です。そのため脳は刺激がない状態を維持しようとします。結果として、新しいことにチャレンジする意欲がなくなってしまい、スリープ状態がますます強化されるのです。

⑤新しい交友関係を作らない生活

刺激のない生活とも共通しますが、新しい交友関係を作らないことも脳のスリープ状態の原因となります。予期していなかった刺激に対処するときに脳は活発に活動しますが、エネルギーを必要とします。脳には楽をしようとする性質もあるため、新たな人間関係の刺激がないと、ますます刺激を避けて怠け者になろうとするのです。

⑥ゲーム依存

ゲームばかりしていると、脳の一部分しか使わないことになり、脳全体の活性化にはつながりません。使われない脳の部分は、いわば「スリープ状態」になります。こうなってしまうとゲーム以外のものごとに意欲が湧かなくなり、さらにゲームへの依存が進行してしまいます。その結果、脳のスリープ状態がさらに強化されることになります。

7 喫煙

タバコに含まれるニコチンや一酸化炭素により、血管が収縮して血流が悪くなるだけでなく、動脈硬化の原因にもなります。血流の悪化は脳のエネルギー不足を引き起こし、脳の機能を低下させます。さらに加えて、**喫煙は脳の認知機能を司る大脳皮質を薄くさせ、認知能力を低下させる原因となります。**

8 アルコールの飲みすぎ

アルコールの過剰摂取は脳を萎縮させ、脳の老化を進めます。とくに高齢になると加齢により脳はアルコールの影響を受けやすくなります。また、アルコールは睡眠レベルを恒常的に浅くさせ、睡眠中の脳の休息を不十分なものにします。脳の休息が不十分だったり、良質な深い睡眠がとれていないと、脳の老廃物をうまく流して捨てることができなくなり、脳のパフォーマンスも下がる原因になります。ただし、お酒も飲みすぎなければストレス解消の効果が認められます。適量内のお酒を嗜《たしな》む程度であれば問題ないでしょう。

⑨マラソンなど長時間に及ぶ激しい有酸素運動

長距離のマラソンなど激しい有酸素運動を行うことも、細胞中に大量の活性酸素を発生させ、脳やカラダにとってマイナスです。**活性酸素の発生は、「細胞のサビ」とも言える「酸化」を体内に引き起こしてしまいます。**活性酸素の発生はもちろん、脳細胞にも悪影響を与えます。健康的なイメージのあるマラソンですが、過度なものは避けるべきです。ただしウォーキングや縄跳びのような適度な有酸素運動は問題ありません。

⑩運動不足、筋力の衰え

首や背中などカラダを支える筋肉が衰えると血流が悪くなり、脳にエネルギーが行き渡らなくなります。血流が悪化すると、脳に運ばれるエネルギーも不足します。

また、座ったまま運動不足の状態でいると、脳への刺激が少なくなり、脳の使わない部分をスリープ状態にしてしまう原因ともなります。

第2章

脳が本来のスペックを発揮するとどうなるか

Nutrition to maximize brain specs

そもそも「頭がいい状態」とは 1

よく人のことを「あの人、頭がいいよね」などと評することがありますよね。ではこの「頭がいい」とは、そもそも脳がどうなっている状態だと思いますか？

本書を読み進めたみなさんだったら、「脳の神経細胞が多くなっている状態」だとか、「脳内の細胞同士が縦横無尽につながっている状態」と答える方もいるでしょう。もちろんそれも間違いではないのですが、頭のいい状態とは、必ずしもいま挙げた2つの状態とは限りません。まずはその話から始めることにしましょう。

アインシュタインの脳は日本人の平均よりも小さかった

まず1つめとして、脳の神経細胞が多いということについて考えてみたいと思います。脳の神経細胞が多いという場合、それに伴って脳の体積や重量も多くなるはずですよね。しかし、頭のいい人の脳が大きいとは限りません。たとえばアインシュタイン。相対性理論の確立で知られる、誰もが知っている大天才です。じつはアインシュタインの脳は約1250グラムだったとされています。日本人の脳の重さの平均は1400グラム。アインシュタインの脳は、日本人の脳の平均サイズよりも小さいのです。

その小さい脳で相対性理論を作り出したわけで、脳の細胞の数や、**脳の大きさや体積と、頭の良さはあまり関係はないと言っても差し支えないでしょう。**

「脳細胞のネットワークの多さ」と「頭の良さ」は相関しない

次に細胞同士のつながりについて考えてみます。たしかに脳の細胞同士のネットワークがたくさんあって、それぞれお互いにつながっていれば、頭の回転が上がりそうです。その考えに則れば、細胞同士のつながりの数が多いほど脳の働きがいいということになります。もしもそうなら、もっとも細胞のネットワークが広がっている年齢のときが、いちばん頭がいいはずです。しかしじつは、細胞同士のコネクションがいちばん多いのは2歳のとき。だとすると頭の良さのピークは2歳ということになってしまいますが、どうでしょうか？ さすがにそんなことはありませんよね。つまり脳の細胞同士のネットワークの多さも頭の良さを決めるとは言いきれません。

「頭がいい状態」とは脳のネットワークが効率的に使える状態のこと

では「頭がいい状態」とはいったいどういう状態なのでしょうか？　**脳の「ネットワーク」は機能別に多数存在していて、それぞれが固有の役割を担っています。たとえば、記憶、判断力、理解などです。頭のいい状態というのは、それらのネットワークが有機的につながって、円滑に、効率的に使える状態**だと言えます。

個々のネットワークについて見た場合、機能ごとにそれぞれスペックがピークとなる年齢があります。そう言うと、若いときにピークを迎えてしまい、歳を重ねるほど能力が衰えていくようなイメージを持つかもしれません。しかし脳内の多くの機能ネットワークのピークは、一般に想像されるより遅いのです。たとえば判断力と理解力のピークは60歳。

いま、この本をお読みの方も、まだそのピークを迎えていない人は多いのではないでしょうか。つまり判断力と理解力については、あなたはおそらくまだ発展途上にあります。あるいはもし60歳を過ぎていたとしても、まだまだ成長期~絶頂期にあるといえるでしょう。

2
人間は90歳まで脳を成長させ続けることができる

前段で述べたように、人間の脳は50代や60代になっても成長させることができます。だとすれば、いったい人間の脳の成長は何歳まで可能なのでしょうか？　じつは、人間は90歳まで脳を成長させることができると考えられています。それを裏付けるさまざまなデータが存在しています。少しご紹介しましょう。

たとえば脳の部位の１つ、海馬を見てみましょう。

海馬は新しいことを記憶する役割を担っており、外界から新しいインプットがあると海馬に蓄積されていきます。脳が新しい情報を得て記憶をアップデートしていけるのは海馬のおかげです。そして、人間の海馬では、年齢を問わず、常に新しい細胞が生まれていることがわかっています。その数は１日７００～１０００個ぐらいとされています。

脳の成長は90歳まで続きますが、日本人の平均寿命は84歳。少なくとも日本人の場合、脳の完成と肉体の死とでは肉体の死の方が先にやってくるのがほとんどです。つまりほとんどの場合、人間は脳が未完成のまま死んでいくのです。脳は、歳を重ねるにつれてただ衰えていくばかりだと思われがちですが、けっしてそんなことはありません。**歳をとっても脳の機能は高め続けることができる**のです。

人間の脳は90歳まで成長することができる

実例を挙げてみましょう。「認知症ねっと」というサイトに私が開発した認知機能チェック(※)が公開されており、無料で多くの人が受けられるようになっています。このテストを受けた人の中に、90歳で満点を取った人がいました。

おそらく、いい脳の使い方と適切な栄養を摂取したおかげで、その年齢まで脳の機能を維持することができたのでしょう。脳を適切に使い続け、適切な栄養状態で満たしてあげられれば、人間はいつまでも脳の持つ本来の能力を発揮し続けることができるとわかる、いい実例です。

しかし、圧倒的大多数の人は、脳の適切な使い方や、脳にとって理想的な栄養状態について知りません。実際に前述の認知機能チェックを受験した人のデータを見ると、55歳から得

(※) 認知機能チェック | 認知症ねっと https://info.ninchisho.net/check/ch20

点が下がり、そこを境に認知機能が落ちていくというはっきりした傾向があります。正直なところ、私は本当にもったいないと思っています。

90歳まで成長させることのできる脳を、大多数の人がうまく使うことのないまま、あるいは場合によっては脳に悪影響を与える使い方をしたまま、無為に日々を過ごしてしまっているとも言えるからです。本人や身近な人にとっても、ひいては社会全体にとっても、それは大きな損失だと言えるでしょう。

高齢になっても脳のスペックは最大化できる！

脳細胞の成長は90歳まで続くため、細かな注意を日々積み重ねた人と注意しないまま過ごした人とで、時間が経《た》つほどに大きな差が生まれることになります。ですから、1日も早く脳にプラスとなる生活習慣を始めるべきです。1年後、5年後、10年後と、時間が経つにつれて取り戻せないほどの差が生まれてしまいます。

脳の成長が続く90歳から今のあなたの年齢を引いてみてください。あと何年、あなたは脳を成長させ続けることができるでしょうか。

初期の認知症の患者さんを診察していても、その違いを強く感じます。来院して認知症と診断された患者さんは、大きく2つのタイプに分かれます。

まず無気力なタイプ。「自分にはもうやることがない」「早くお迎えに来てほしい」と、ネガティブなことを話すタイプの患者さんです。

もう1つが、逆に意欲的に症状を治そうと考えるタイプ。どうにか認知症の進行を止めたいと積極的に行動するタイプです。

この2つのタイプでは、もちろん後者の意欲的なほうが認知症の進行が遅くなることは言うまでもありません。認知症の進行が速いタイプと、進行を止めることができるタイプでどこに違いあるかというと、この「意欲や目的意識」の強さの差が大きいのです。

治療に意欲的に取り組む患者さんたちの多くは、たんに認知症の進行を遅らせるだけでなく、治療によってコミュニケーション力が向上するなど、脳の機能にも改善がみられます。

「意欲と目的意識」次第で、年齢に関係なく、脳は今よりも良くなるのです。

ここまでは人間が本来持っている脳のポテンシャルについてお話ししました。次の章からは、脳が本来のスペックを発揮できているとき、具体的にどのようなベネフィットが得られるかについて述べたいと思います。

3 集中力や記憶力が増し、仕事の生産性が劇的に向上する

誰でも中年期を過ぎると突きつけられるのが「記憶力の低下」という問題です。

もしあなたが40歳以降だとして、以前はあれだけスラスラと言葉が出てきたのに、最近どうも「えーと、アレ、アレ、あの映画のタイトル、なんだっけ？」とか、「あれ、あれ、あの人の名前、なんだっけ？」といったような事態に直面することがあると思います。こういうとき、ご自身の記憶力の年齢的な衰えを痛感されるのではないでしょうか。

集中力や記憶力のピークはいつなのか問題

よく、丸暗記するような「記憶力」のピークは20代だと言われています。人間が集中力や記憶力について本来のスペックを発揮できている状態は、機能ネットワークを円滑に、スムーズに活用できている状態です。ちなみに、**記憶力は2つの力に分けられます。情報を**

「脳内に蓄積しておく力」と、「蓄積した情報の中から必要な情報を引き出す力」です。脳が本来のスペックを発揮できている状態では、この2つの力が最適化され、両者の連携がスムーズに行われています。

丸暗記する能力が歳を重ねるごとに低下していったとしても、別の方法でものごとを記憶する能力を保つことができます。そのピークは、20代よりずっと後にやってきます。集中力のピークは40代であるというアメリカの研究もあります。一般に思われているより、集中力も記憶力も、年齢的なピークは遅いのです。

脳が本来のスペックを発揮すると、仕事の生産性もアップする

のちほど詳しく説明していきますが、私は多くの患者さんに食事療法を行ってもらっています。また自分でもそうした食事法を実践しており、最近は脳機能を高めるために、より厳密に本書で紹介するような食事コントロールを課しています。

そのおかげで、脳の本来のスペックが発揮でき、仕事に大きくプラスとなっていることを感じています。まずはそのお話をしましょう。

この食事法を実践しはじめたことにより、疲れなくなり、集中力がアップしています。私は朝から昼過ぎまで、毎日60人ほどの患者さんを診ていますが、ほぼ休憩なしで診察できています。「疲れない」というのは、カラダと頭の両方です。この食事法を実践していなかった40代の頃の方が、いまよりずっと疲れやすかったと思います。

また、記憶力も高まっています。定期的にやってくる60人の患者さんの病状や治療の進行、前回の様子……。そのどれもが、診察において大切な情報です。もちろんそういったことはカルテに記録していますが、1人ひとりのこれまでの流れをほぼ思い出すことができます。カルテを見るのはあくまでも確認程度です。さらに仕事ではありませんが、私はラジオ英会話のテキストを買って聴いています。そのスキットが非常に覚えやすくなっているのです。5回ぐらい読めば、だいたい覚えることができています。時間のあるときは夜に1度だけテキストを読むのですが、翌朝になってもその内容をほぼ覚えています。

このように、**集中力と記憶力が高まった状態で仕事を進められるようになったため、非常に生産性が高まっている**のを感じます。仕事量もこなせるようになっていますし、仕事そのものの質も高まっています。私はいま68歳ですが、年齢を考えると、なかなか珍しいことではないかと自信を持って言うことができます。

Nutrition to maximize brain specs

4 やる気と活力にあふれ、モチベーションが高まる

活動への意欲とエネルギーが満ちあふれた状態も、脳が本来のスペックを発揮した状態のひとつです。活力とモチベーションが高まった状態にあるとき、脳内では「報酬系」が活性化しています。報酬系は脳内にある神経ネットワークで、快楽を覚えたときに刺激され、ドーパミンを分泌します。「快楽」というと、食欲や性欲などのイメージがあるかもしれませんが、「精神的な達成感」や「満足感」もその一部です。

ドーパミンは、快感をやる気のもとにする神経伝達物質。**ドーパミンが分泌されると、「楽しい」「嬉しい」といった幸せな気分になって、やる気が出てきます。**ドーパミンが分泌されて脳がいい状態にあるときは、それらの快感が報酬になります。そして、快感となるポジティブな行動を反復しようとします。ますます前向きになっていくということです。

そのため、普段からドーパミンが適切に分泌されやすい状態にすることが脳のスペックの

最大化につながります。たとえば仕事の取りかかりが早くなったり、作業スピードが効率的になったりして、楽しみながら仕事の質を高められます。意図したことを実行して結果が得られると、それが報酬となってさらにやる気が高まり、その行為を繰り返そうとするのです。

目標を達成することで、快楽物質ドーパミンが分泌される!

ここでいう「意図したこと」を、「目標」と言い換えてもいいかもしれません。つまり**ドーパミンは、目標を達成したときに分泌される脳内物質**であるということもできます。

また、まだ目標を達成できていなくても、そのために行動すれば実現するだろう、という見込みや見通しを持つことができれば、それだけでもドーパミンは分泌されます。つまり「意図→行動→実現」という一連の流れを見越して期待をしたり、見通しを立てたりできるだけでもモチベーションが高まるのです。

この脳の性質を活用しているのがマラソン選手です。マラソン選手は、競技中にゴールを細かく区切っています。たとえば「あの目標まで何分で走ろう」といった具合にゴールを細分化して達成していくことによって、走行中のモチベーションを高めているのです。そしてその達成の積み重ねの結果、42・195キロを走りきることができることももちろんわかっているわけです。

このように**目標や期限を区切ることで実行を促したり成果を高めたりすることを「デッドライン効果」と言います。**細かい目標を設定して達成していくことで、脳内のドーパミンを分泌しやすくして、やる気を高めることができます。脳の機能を考えると、実に理にかなっている方法だと言えます。

やる気や活力、モチベーションが高まらないと感じたら

やる気や活力、モチベーションを高めるためには、ドーパミンが適切に分泌される脳の状態を作っておくことが大切になります。

うつを例に考えましょう。うつ状態というのは、いわばモチベーションが低くなっている状態ですが、うつのときはセロトニンの量が減り、ドーパミンとノルアドレナリンの分泌もそれに伴って減ってしまっています。またうつの場合、治療の結果で喜びを感じるなどの感情面が改善されても、「意欲」「やる気」についてはなかなか改善されません。QOLを高め

るためには、普段から意欲を高く保てる状態にしておくことが大切なのですが、じつはそれはドーパミンなどのホルモンが脳内でバランス良く分泌されている状態でもあります。こうした脳内の状態も、この本で解説する栄養と生活習慣によって作り出すことができます。

また、ドーパミンが適切に分泌されているときは、神経ネットワークを構築する物質「BDNF」が分泌されています。

BDNFは、人間のモチベーションにもかかわりがあると考えられている物質。ドーパミンが減少する症状であるパーキンソン病になると、BDNFの量も減ってしまうことがわかっています。ドーパミンが分泌されている状態なら、ちょっと面倒なメールの文面を考えて送ったり、億劫《おっくう》な電話をかけたり、そもそも満員電車に乗って出勤したりということもてきぱきとこなしていくことができるようになります。

そして、脳内物質がバランス良く分泌されている状態のときは、仕事の生産性が上がったり、好奇心を持って新しいことにチャレンジしたりできるようになります。

しかもそれが**楽しみながらできるので、人間として幸福度の高い状態にいられる**とも言えるでしょう。脳内の状態を良くして脳内物質を適切なバランスで分泌することがどれだけ大切か、イメージしていただけたでしょうか。

Nutrition to maximize brain specs

5

メンタルが安定し、うつ症状や不安障害が改善する

脳が適切な栄養で満たされ、脳機能ネットワークが円滑になって本来のスペックを発揮できるようになると、メンタルも安定してうつ症状や不安障害が改善します。これは、神経伝達物質であるセロトニンやドーパミン、ノルアドレナリンが脳内で十分に分泌されて、脳が本来のポテンシャルを発揮できている状態です。

逆に言うと、うつ状態にありメンタルが不安定なときは、脳がうまく機能していない状態になっています。ここではうつの症状と比較しながら、脳が円滑に機能してメンタルが安定している状態がどんなものなのか、解説していきたいと思います。

ヒトが無気力になっているとき、脳内はどうなっているか

うつ病の症状のひとつに「無気力」があります。無気力は、ドーパミン不足が関与してい

るのではないかと考えられています。すでに述べたように、ドーパミンはやる気のもととなる神経伝達物質。つまり抑うつ状態とは、脳内のドーパミンが足りなくなっているせいで、なにか行動を起こすための「やる気」や「気力」がなくなってしまっている状態だと考えられるのです。

また、うつ病やメンタルが不安定な状態のときには、脳内の「コルチゾール」の量が多くなっていることがわかっています。コルチゾールには代謝を促進したり炎症を抑えたりする働きがあり、ステロイド系の薬の原料としても役立てられている物質。しかしその一方で、コルチゾールが多すぎると心身に悪影響があることがわかっています。コルチゾールは「ストレスホルモン」の代表例としても知られています。

じつは**脳内のコルチゾールが増えすぎると、ドーパミンやセロトニン、ノルアドレナリンといった脳内物質が分泌されにくくなってしまう**のです。つまり抑うつ状態とは、脳内でコルチゾールが多くなりすぎて、ドーパミンやセロトニンが分泌されにくくなっている状態のこと。セロトニンもまた、すでに述べたように活力を生む神経伝達物質です。

そして、脳内のドーパミンやセロトニンが少なくなるということは、日々の意欲や活力が低下することを意味しています。

メンタルが安定しているときの脳内バランスとは

それに対して、脳がいい状態にあるときは脳内でドーパミンとセロトニン、ノルアドレナリンが適切に、バランス良く分泌されています。この3つの脳内物質がうまく連動してくれると、私たちのメンタルは安定した状態になります。

そしてメンタルが安定すると、ストレスへの抵抗性が高まり、うつ症状や不安障害も改善され、幸福感を抱きやすくなるという正のサイクルが生まれるのです。

脳内に適切な栄養が行き渡らず、3つの脳内物質のバランスが崩れてうつの状態になると、ものごとを俯瞰《ふかん》的、総合的に判断できなくなります。すると、一方的で自己否定的な判断をする傾向が強くなります。これも脳機能ネットワークがうまく働いていない証拠です。

脳内の記憶の中から一部の情報だけしか引き出せなくなり、さまざまな認知や判断が一面的になってしまうのです。これに対して脳機能ネットワークが健全に働いて脳が活性化していると、記憶の中から多角的に情報を引き出せるようになります。その多角的な情報をもとに、過去と現在を対比しながら、客観的な判断ができるというわけです。脳が本来のスペックを発揮すると、メンタルが安定し、ネガティブな思い込みを排除することができるようになるのです。

神経伝達物質の働き

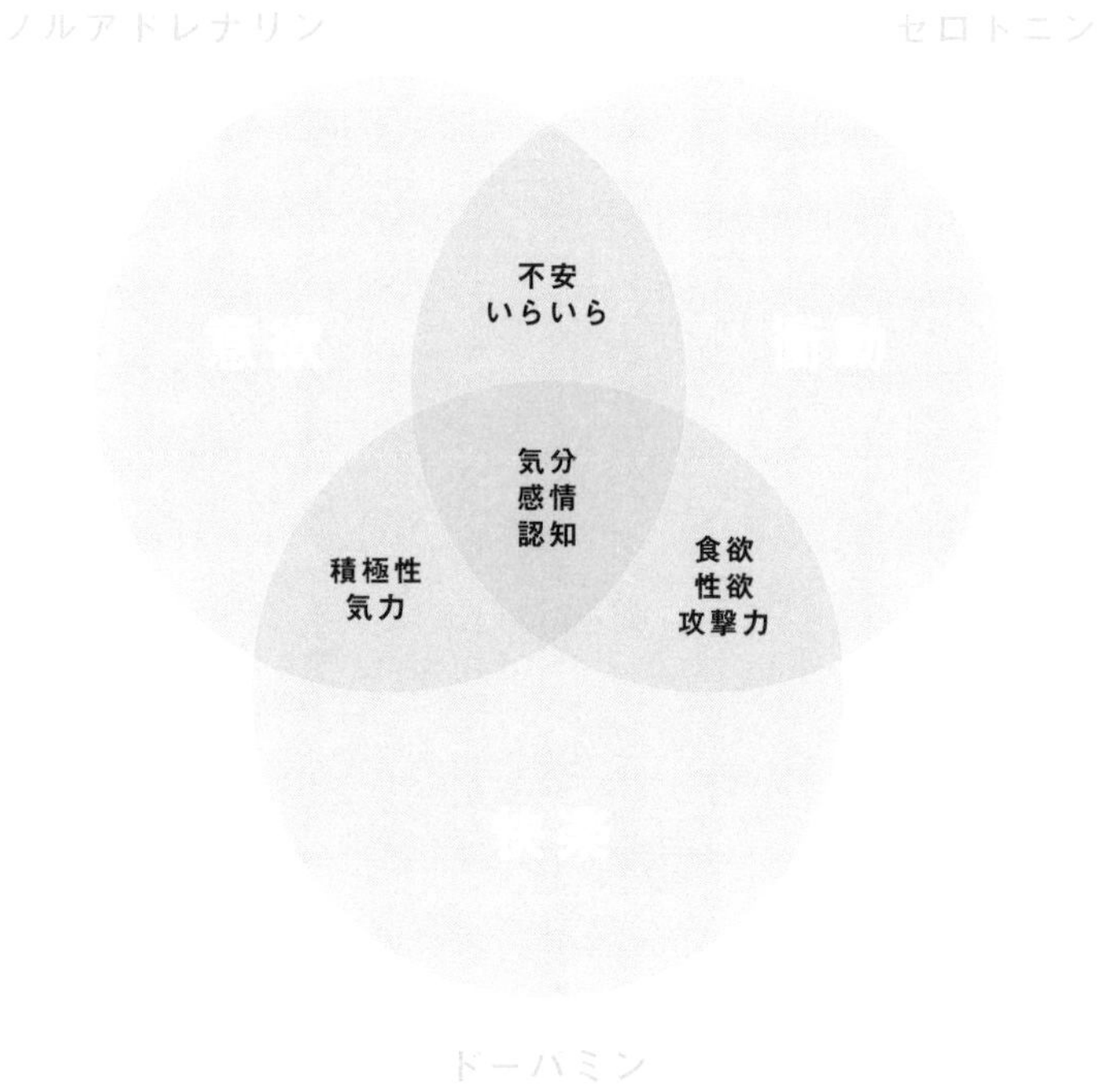

セロトニン、ドーパミン、ノルアドレナリンは、3大神経伝達物質とも言われる脳内物質。それぞれ異なる役割を持つが、相互に関係しながら分泌される。この3者のバランスが取れているのが好ましい状態。この図は3つの関係性を示している。

6 表情が豊かになり、ポジティブな性格になる

脳が十分な栄養で満たされ、本来のスペックを発揮できているときは、性格へも好影響があらわれます。表情が豊かになり、なにごとにもポジティブになり、まさに幸福感がアップしている状態です。このときもまた脳内にセロトニンやドーパミン、ノルアドレナリンがバランス良く分泌されているのです。これら3つの脳内物質が適切に分泌されていると、やる気と幸福感が高まるのはすでに述べたとおりです。幸福だと感じられているときは、ものごとの悪い面ばかりに引きずられることなく、いい面も同時に捉えられるようになります。

セロトニンの増加で悲観的だった性格が改善された

また、いきいきした状態にあるときは、脳やカラダに適度な緊張が生まれます。適度な緊

張とは、人間の基本的な4つの感情である「喜怒哀楽」のうち「喜」にかかわるもの。**脳がいい状態にあると、喜びの感情が強まって表情も明るくなります。**周囲の人からも好意的なフィードバックが得られるため、ますますポジティブになります。

実際に、当クリニックにうつ症状を訴えて来院した人が、脳の状態が改善していくと同時に明るくなっていく例を数えきれないほど見てきました。うつ病の治療では、薬物療法としてセロトニンの働きを強める薬「SSRI」を投与します。

投与を始めて2~4週間で、悲観的だった考え方がかなり改善されます。明らかに変わるのは表情です。まずぼんやりとして焦点が合っていなかったような目が、ビビッドに、はっきりとしてきます。そして無表情だった顔つきも明るくなっていきます。

「あの悲観的な感情はなんだったんだろう?」

話す言葉が変化するのも改善を示すサインのひとつです。来院した当初は「消えてなくなりたい」などと言っていた人が、1カ月ぐらいすると「あの悲観的な感情はなんだったんだろう?」と、自分でも不思議に思うようになったりします。もちろんこうしたポジティブさは行動にもあらわれるようになり、退職や休職をしていた人が、すごく前向きな側面を見せるようになり、ついには職場復帰を目指したりし始めます。

私は治療で症状が改善した人に、「治療の前後で、感情や気持ちにどんな変化がありましたか？」と聞くことにしています。しかし、自分の中でなにが起こったのか、うまく説明できた人は今までに1人もいませんでした。

もちろんうつになるときには、人間関係や仕事上のプレッシャーなど外部要因があるのがふつうです。しかし外部要因はあくまできっかけにすぎず、それらをどう認知してどう判断するかでうつになるかどうかが決まります。

これまでうつは「感情障害」と言われてきましたが、近年、専門家の間では「思考障害」とする考えが出てきました。私もその考えに賛成です。感情とは、認知や判断を行った後に起こるもの。だから抑うつ状態は、きっかけとなるストレスなどを一面的にしか評価できない（思考できない）ことによって引き起こされるのです。

主観的な思考と思い込みによる判断が、ネガティブな気分や無気力を生みます。**脳が栄養で満たされ、健康な状態にあれば、周囲の状況を適切に認知、判断できるようになります。**栄養と生活習慣を見直すことで、うつになることなく快活に過ごすことができるのです。

7

良質な睡眠がとれ、寝起きが良くなり、疲れにくくなる

脳の状態がいいときは、良質な睡眠がとれて疲れにくい状態になります。これは、脳内で神経伝達物質のメラトニンやセロトニンが十分に分泌されていること、疲労からの回復力が高まっていることがその理由です。

第1章でも解説したとおり、神経伝達物質の1つであるメラトニンは夜に分泌され、私たちに入眠を促します。さらにセロトニンが朝に分泌され、脳を覚醒させて活力を生み出します。「概日リズム」に合わせて良質な睡眠がとれていると適切なタイミングでメラトニンとセロトニンが分泌され、寝起きが良くなります。

深い睡眠をとれているときに脳内の老廃物が排出されている

さらに深い良質な睡眠がとれていると、睡眠中にアミロイドβなど老廃物が脳内から排出

されるため、目覚めたときには脳の疲れが取れている状態になります。もちろん脳だけでなく、カラダの疲労も睡眠によって解消することができます。**良質な睡眠は、近年広く重要性が指摘されつつある「レジリエンス」（ストレスに対する回復力・復元力）を高める**のです。

ここで良質な睡眠とはどんなものか、確認しておきましょう。睡眠は、浅いレベルの「レム睡眠」と深いレベルの「ノンレム睡眠」とに分けられます。うとうとしていて夢うつつの状態に近いのがレム睡眠、ぐっすり寝込んでいて、無意識の深いレベルまでダイブしており、すぐには目覚めにくい状態がノンレム睡眠の時間帯と言ってもいいでしょう。睡眠中は、この2つの睡眠レベルが波のように深くなったり浅くなったりします。

つまり眠っている間は、レム睡眠とノンレム睡眠の間を行ったり来たりしているのです。

レム睡眠からノンレム睡眠になり、さらに次のレム睡眠に移り始めるまでを1つの周期とすると、1回の周期は1時間半〜2時間ぐらいです（多少個人差があります）。この波を、途中で目覚めることなしに1晩の間に4周期程度とれれば、良質な睡眠ができたと言えます。**深く眠る時間があることと、睡眠時間の合計が十分であることが、良質な睡眠の条件**です。

日本人はもっと長く寝たほうがいい

近年、「睡眠負債」の問題が指摘されるようになりました。睡眠負債とは、睡眠時間が短く、睡眠不足が続いている状態のこと。睡眠負債は自律神経の不調や、判断力や思考力の低下の原因になると言われています。

睡眠には、負債はあっても貯蓄はできません。

つまり、「寝溜め」ができないのです。その意味でも、毎日、睡眠負債を溜めないことが大切です。私たち日本人はそもそも睡眠不足の傾向があります。日本人はOECD加入国の中でもっとも短眠だというデータもあります。ヨーロッパ諸国の人の平均睡眠時間が8〜9時間のところ、（改善傾向にあるとはいえ）日本人の平均睡眠時間は、まだ7時間にも届いていません。世界睡眠学会は7〜8時間を理想の睡眠習慣としています。多くの日本人は、もっと長い時間、ぐっすりと寝たほうがいいのです。

精神科の治療は睡眠時間の確保から始めるほど、睡眠は心身の健康において重要なものです。**良質な睡眠と脳のスペックはお互いに影響し合っており、睡眠を改善することで脳が本来のスペックを発揮できる**とも言えます。

8 思考のスピードが速まり、独創的なアイディアが湧く

脳が自らのポテンシャルを発揮できている状態のとき、人間は考えるスピードが速くなり、独創的なアイディアが湧きやすくなります。このとき頭の中では、脳機能ネットワークが円滑に動いています。

脳の状態が良ければ、もっと思考のスピードを高めることができる

神経の伝達速度には個人差がありますが、ある程度以上は速くなりません。しかしその限界スピードまで近づくことは誰でも可能です。思考のスピードが速い人は、繰り返しによってネットワーク間のやり取りが円滑になっています。この繰り返しを「学習」と呼ぶことができます。**私たちは学習することによって、脳の神経ネットワークの処理能力を高めているのです。**また学習は生まれ持った資質とは関係がないので、誰でも思考のスピードを今

以上に高めることができます。

学習とは、机に座って行うような勉強だけに限りません。たとえば「経験による学び」や、「ある行動の繰り返しによる習得」も学習のひとつです。過去の経験が積み重なると、その中から必要な情報を取り出して判断の材料にすることができます。**脳の状態がいいときは、蓄積したものの中から適切な情報を引き出して客観的に判断できるようになっており、判断力や思考力が高まっている状態にある**と言えます。

学習によって思考のスピードが速くなると、2つの点で思考と行動が改善、向上されます。その2つとは、「ミスが減ること」「段取りがうまくできること」です。2点とも、思考についての質が高まることも意味しています。スピードの向上と同時に、思考の質の向上も起こるということです。そしてこの2つの向上、改善によって、動作や行動にかかる時間が短縮されます。ミスが減れば対応にかかる時間が節約されますし、段取りが良くなるとムダなく作業を進めることができる、というわけです。

すると時間的な余裕ができて、さらに多くの業務をこなす、趣味の時間を取る、リラックスするなど、時間の使い道の選択肢が生まれます。どれを選んでも金銭的、あるいは精神的な余裕につながり、それがさらに人生にいい循環をもたらします。

脳機能が高まると、独創的なアイディアがあふれ出てくる

また**脳が十分な栄養で満たされていると、脳機能ネットワーク間の情報伝達がスムーズになります。**そのため、脳のストレージに蓄積していた知識と、ほかの領域に蓄積していた別の知識との新しい組み合わせを思いつきやすくなり、結果として独創的なアイディアが生まれやすくなるのです。

脳内を道路にたとえてみてください。デコボコだらけのあぜ道をクルマで走るのと、きちんと整備された高速道路を走るのとでは、クルマの速度だって圧倒的に違ってくるはずですよね。脳の血管や機能ネットワークに余計な老廃物が溜まっていたり、十分な栄養が行き渡っていなかったりすると、とうぜん脳内の情報伝達を司る道路はデコボコだらけの渋滞したあぜ道状態です。もちろん、その逆もしかり。

1冊目の著書『あなたの認知症は40歳からわかる！』（悟空出版）を出版した当時のお話です。今でこそ認知症の早期発見・予防は、一般的な対策のひとつとされていますが、この本を出版した2014年当時、認知症を40歳の時点で早期発見できるという考えはまだ一般的ではありませんでした。

とはいえ生活習慣病は40歳ぐらいから始まるということ、脳の老廃物は40歳ぐらいから溜まり始めるということは事実として広く認識されていました。

同じ文脈で語られることがなかったこの2つの事実が私の中でつながって、認知症は40歳でわかるはずだという考えに突然、至ったのです。さらに早期発見できるのなら、予防もできるのでは？　とも考えました。当時は「認知症は予防できる」などと言おうものなら、まさに炎上必至でした。しかし、今ではこの考えは広く医学の世界で受け入れられています。出版時には非常識だったはずの「思いつき」が、正しかったわけです。

脳の機能が高まっているときは、このようなことが起こります。

世間的な評価や一般的な常識に惑わされず、事実と事実がつながって、新しいアイディアが生まれます。新しい組み合わせを思いつくためには、アイディアの種となる事実がある程度、自分の中に溜まっていないといけません。

しかし、脳の機能が高まっているときは、意欲と好奇心が高まっており、自ら狙っていなくとも、脳内では自然と材料集めをしており、それが新しい発想を生み出す準備になっているのです。

それらの材料がふとしたきっかけで、自分の中で寝かされ、より熟成した知識とつながって、独創的なアイディアが生まれてくるというわけです。

9 会話のテンポが良くなり、コミュニケーション能力が高まる

脳の状態が万全なときは、他者との円滑なコミュニケーションも可能になります。会話のテンポが良くなったり、共感力が高まったりして他者と親密な関係が築きやすくなります。具体的に見ていきましょう。

乱れた食生活のせいでコミュニケーション能力が下がってしまった例

まず、「脳の状態がいいと、会話のテンポが良くなる」というのはみなさんもイメージしやすいのではないでしょうか。脳の状態がいいと、脳の機能ネットワークが円滑に働くため、相手の言葉を受けて反応する際のスピードが速くなり、まさに談論風発、会話のテンポもリズミカルになります。

私の友人のお母さんについてお話ししましょう。彼女は、糖尿病の治療をしている間に認

知症になってしまいました。ちなみにアルツハイマー型の認知症を「第3の糖尿病」と呼ぶ人もいるほどで、認知症と糖尿病の間には密接な関係があります。ともあれ、その友人のお母さんが私のクリニックに来院したとき、認知症かどうか判定するための神経心理検査であるMMSEの結果が20点ぐらい、認知症と完全には診断できないまでも、認知症の疑いがあるとは十分に言えるレベルでした。

この頃の患者さんはちょっと怒りっぽかったり、会話がうまく噛み合わなかったりするところがありました。さらに食事治療を行おうにも言うことを聞かず、血糖値のコントロールもできません。血糖値も入院レベルの400~500ぐらいありました。

結局、在宅での治療が無理だということになり、グループホームに入ります。グループホームでは、提供されたものを食べるしかありません。私はそのメニューにプラスして、できるだけ糖質を避け、良質な脂質（アブラ）とタンパク質を積極的に取るよう、アドバイスしました。

その結果、彼女の血糖値が改善されていき、150ぐらいで安定するようになりました。すると顔の表情が穏やかになって、性格も明るくなり、日常会話も弾むまでになったのです。しかもそのグループホームは認知症の方向けで、入所している方々も進行の程度に差はあれ、なんらかの認知症の症状がある方ばかりです。友人のお母さんが入所したときはみなさんお元気だったのですが、5年ほど経ってみると、そのグループホームでは友人のお母さんを除いて全員が寝たきりになってしまっていました。

そんななか、友人のお母さんだけは元気いっぱいに明るくふるまっているのです。カラダも脳も健康で、寝たきりになることもなく、スタッフと歓談しているほどでした。

糖尿病になるほど糖質に偏った食生活を送っていたときは、カラダの不調だけでなくコミュニケーションにも問題がありました。しかし**糖質を抑えて良質な脂質（アブラ）やタンパク質をしっかり取る食生活を続けたところ、コミュニケーション能力も改善、しかもその状態が継続**したのです。やはり乱れた食生活は改善が必要です。

共感能力が高まり、他者と親密な関係が築ける

さらに、脳が本来のスペックを発揮できていると、他者への認知機能も高まります。そのため、相手の表情や言葉にあらわれるちょっとした感情のサインにも敏感になります。さらに判断力も高まっているため、その微細なサインを適切に判断、評価することができます。

これまで自分が蓄積してきた経験から、相手のことを俯瞰的に判断できる状態にあるからです。たとえば相手の表情や態度を見て「機嫌が悪そうだな」と思ったら、話を聞いて慰めようかとか、今回はそっとしておいた方がいいかなといった判断ができます。これは他者の発しているさまざまな仕草や雰囲気からメッセージを読み取り、その内面を察知して、どう対処するかまでを適切に判断しているということです。

私のクリニックの患者さんでも、食事治療をしているうちに共感力が高まっていく人がいました。ある発達障害の患者さんの例をご紹介しましょう。

発達障害の場合、前頭葉の機能を高める治療を行います。治療が進むと、それまではちょっと冷淡に見えた人が温かさを見せるようになったり、インターネット上で友だちができたりします。精神的に繊細で、傷つきやすさが残ることも多いのですが、それは見方によっては敏感さや共感力のあらわれです。俯瞰的な判断はまだ不完全かもしれませんが、共感力は高まっていると言えるでしょう。

もしあなたが「最近、人間関係がうまくいっていないな」と感じたとしたら、それはもしかすると脳機能が低下しているからかもしれません。もちろんそれ以外の理由のときもあるでしょうが、その可能性を疑ってみるのもいいのではないでしょうか。

10 認知能力が上がり、ものごとを正しく多面的に判断できる

脳が本来のポテンシャルを発揮しているときは、認知機能と判断力が高まります。これも脳内の機能ネットワークが円滑になっていることのあらわれです。脳内に存在する多数の機能ネットワークが、お互いにスムーズなつながりを持っている状態です。

認知機能とは、視覚や聴覚などを通じて情報を把握する機能です。私たちは、視覚や聴覚などを通じて把握された事象に対して、関連している過去の経験や知識を記憶の中から呼び出して、それらを判断材料として判断を行っています。

本来のスペックが発揮できているときの脳内は、認識したことを記憶する能力と、記憶の中から適切な情報を引き出す能力とが高いレベルで機能している状態です。さらに、偏った一面的な情報だけでなく、多面的な情報を引き出すことができるようになっています。そうして引き出した情報をもとに、多面的、俯瞰的な判断が行われているのです。

脳の栄養状態がいいと仕事のミスが減る

これはもちろん、脳の機能に問題があった患者さんの認知能力や判断力が改善された話だけに限りません。たとえば現役世代のビジネスマンでも、**認知機能が本来の状態であれば、難しい判断を迫られるような場面でも、俯瞰的、客観的に適切な判断ができるようになる**ということです。脳の機能が本来のスペックを発揮した状態でもあり、あるいは標準以上に高い水準で機能している状態だと言うこともできます。

ほかにも、脳の状態が良くなったことで認知能力が高まった例があります。

私のクリニックに通院している発達障害の人は、脳の状態が好転すると概してミスが減ります。また発達障害の場合、治療する前は1つの指示すらうまく実行できない人がほとんどですが、徐々に1つの指示が守れるようになり、さらに複数の指示に対しても優先順位をつけられるようになっていきます。これらは、脳の栄養状態が良くなることによって脳の機能が高まっているあらわれだと言えるでしょう。

そこから一歩進むと、自分の人生を具体的に考えられるようになっていきます。今現在のことしか考えられなかった人が、未来を考えられるようになるのです。時間的な軸においても、徐々に俯瞰的、総合的に考えられるようになり、しかも具体的に経験した過去、現在だけでなく、未来にも思い至るようになっていくわけです。

誰でも今以上に認知能力を高めることができる

『レインマン』という映画をご存じでしょうか。「サヴァン症候群」という自閉症スペクトラムの症状を持つ兄と、その弟が主人公の映画です。映画のなかで、床に散らばった大量の爪楊枝を、兄役のダスティン・ホフマンが「246本」と瞬時に数えるシーンがあります。とても印象的なシーンなので、映画を見た多くの人が覚えているのではないでしょうか。

「そんなの、映画のなかのお話でしょう?」と思われるかもしれません。たしかに、サヴァン症候群は突出した才能を発揮するものですが、発達障がいの1つとされています。さらに、この映画じたいも(モデルとなった人物はいるようですが)フィクションです。

そう考えると、ふつうの人には当てはまらない、ちょっと自分とは違う世界のおとぎ話、あるいは超能力の一種としか思えないかもしれません。

しかし、膨大な数のものを一瞬で数えるという認知能力は、じつは脳の処理としては医学的に可能なことなのです。人間の脳には、それだけの潜在能力があります。もちろんあなたにもその能力はあるはずなのです。

私が診断の際に認知能力の指標にしているのは、記憶力・遂行力・計算力・判断力・言語能力の5つの能力です。先ほどの床に散らばった爪楊枝を数える例は、判断力に含まれる「空間認識」の能力が突出して高いことを意味しています。

これら5つの能力は「今のこと」を把握し、行動するための能力です。

しかし**これらの能力が高まり最大化されると、現在だけにとどまらず、ひらめきや先見性などのような「これからのこと」「新しいこと」の予測ができるようになります。**その結果、新しいアイディアや、段取り良く作業を進める手順を思いついたりして、仕事の質を高めつつ、量もこなせるようになります。

まだまだ脳の働きについては解明されていない部分が多くあります。

もちろんこのような認知能力の飛躍的なアップがすぐ簡単にできるといった話ではありませんが、少なくとも脳のスペックを最大化した状態でいられれば、誰でも認知機能を今以上に高められ、しかも実生活にも役立つようなひらめきや判断が、さらにできるようになることは間違いありません。

Nutrition to maximize brain specs

11

脳のスペックを最大化すると、QOLがアップする

ここまで具体的に見てきたように、脳のスペックを最大化すると生活の質（QOL：Quality of life）がアップします。QOLの考え方には、豊かな収入や社会的な立場が満たされているというだけでなく、精神的な満足や充実感なども含まれます。

脳の状態がいいと、あらゆることがうまくいく

脳が良質な栄養で満たされ、本来もっていたポテンシャルが最大化されて、いわゆる「頭のいいヒト」になると、たとえばビジネスシーンなどにおいては、より高い成果が得られるようになるでしょう。

なぜ「頭のいいヒト」は職場や仕事の面で成果を上げ、評価されるのでしょうか？「頭がいい状態」というのは、判断力や計算力、記憶力や思考のスピードが高まっているだけで

はありません。**「頭がいい状態」には、良好なコミュニケーション力やメンタルの安定、高いモチベーションなどを維持していることも含まれています。**つまり脳のスペックが最大化された状態で仕事に取り組めば、周囲とスムーズにやり取りしながら仕事の質と量を改善、向上させることができます。

結果として、社内での昇進や昇給、あるいはより好待遇での転職もあるかもしれません。ともあれ、仕事の成果や質が高まって、周囲から評価されるようになります。

もちろん精神的な受け取り方の面でも、脳のスペックが高まるほど仕事へのやりがいや楽しさ、充足感などを認識しやすくなります。

脳のスペックを最大化すると、将来まで明るくなってくる

また間接的、抽象的なメリットもあります。メンタルが安定し、過去に囚われることがなくなり、俯瞰的に未来を見ることができるようになります。「自分の可能性が開かれる」と言い換えてもいいかもしれません。自分に多くの選択肢があることや、努力次第で実現できることがあると信じられるようになることで、それに向かって努力できるようになります。

その結果として、さまざまな自分の夢を実現できる可能性がますます高まり、正のスパイラルが生まれます。

私のクリニックを受診したMCIの患者さんで、初めは「もう自分はダメだ」「なにもかもつまらない」と言っていた人がいました。しかし食事内容の改善と治療を進めていくうちに、後ろ向きだったメンタルも改善され、「生きている間に海外旅行に出かけたい」と言い出したのです。

その後、その人は実際にヨーロッパ一周旅行に出かけます。よほど楽しい体験だったのでしょう。翌年にはまた、ヨーロッパを船で回っていました。

人間の脳には、神経細胞が1000億個、神経ネットワークが100兆個ほどあります。そんな**脳のスペックが最大化された場合、1日で500ページの本を読むぐらいの処理能力がある**と言われています。その処理能力を考えると、私もまだまだ脳をサボらせてしまっているなあと思います。

脳の本来の機能を十分に目覚めさせてあげることは、人間にとってまったく新しい視点が手に入ることでもあります。ちょっとおおげさに聞こえるかもしれませんが、私たちは脳のスペックを最大化させることで、いわば新しい人生を始めることができるようになるのです。

第3章

脳のスペックを最大化する食事

1 なぜ、脳のスペックを最大化するために食事を見直すべきなのか

脳のスペックを最大化するうえで、非常に重要な役割を担っているのが食事です。とくに大きな役割として、4つの点を挙げることができます

まず1つ目に、脳が必要とするエネルギーを、脳に供給するという役割があります。これまでお話ししてきたように、**脳内のエネルギーが不足すると脳はスリープ状態になってしまい、その機能は低下してしまいます。**脳が十分に機能を発揮するためには、エネルギーが必要です。そして、ヒトはそのエネルギーを食事から摂取しています。

2つ目の役割として、脳やカラダの細胞の材料を供給するということが挙げられます。脳内の海馬は、90歳でも新しい細胞が繰り返し生まれ変わっているのはすでに述べたとおり。また**脳の機能に大きな影響を与えている血流も、血管の健康状態に左右されています。**血管の新陳代謝のためにも、細胞の材料を食事から摂取し続けなければなりません。

3つ目に、脳やカラダを老化させる原因を遠ざけるという役割があります。たとえば、**ポ**

リフェノールやカロテノイド、ビタミンなど抗酸化物質が含まれる食品の摂取は、脳やカラダの酸化、老化を予防する効果があります。

そして4つ目の食事の役割として、脳の機能をより高めたり、いい状態を維持、向上させたりするような、いいサイクルを生む体質にカラダを変えることがあります。こうした体質作りには、運動や生活習慣とともに、食事が大きな役割を果たします。

タンパク質3：脂質6：糖質1の食事が脳のスペックを最大化する

では、脳のスペックを高める食事とはいったいどのようなものなのでしょうか。健康にいい食事として広く知られているのは、厚生労働省による指針でしょう。

厚生労働省は、かつて「1日30品目」という指標を示していました。今は内容が変わりましたが、現在でも「食事バランスガイド」という指針を示しています。

これは1日に主食（ご飯・パン・麺）を5〜7つ、副菜（野菜・きのこ・いも・海藻料理）を5〜6つ、主菜（肉・魚・卵・大豆料理）を3〜5つ、牛乳・乳製品を2つ、果物を2つ取ろうというものです。読者のみなさんも病院の掲示板や学校に貼り出されたポスターなどで、よく目にされてきたのではないでしょうか。

この指針によると、糖質を多く含む穀類がメインで、肉や魚、卵などのタンパク質は少なめのバランスになっているのがわかります。厚生労働省の指針以外にも、栄養素のバランスでよく言われているのは、タンパク質・脂質（アブラ）・炭水化物（糖質）の割合（PFCバランス）について、2：2：6を適正とするというもの。こちらも糖質が中心です。しかし驚かれるかもしれませんが、厚生労働省の示す栄養バランスも、一般的なPFCバランスも、適切なものとは言えません。

「久山町研究」という、高い精度で定期的に行われている生活習慣病などの疫学調査があります。それによると、この栄養バランスに沿った食事をした被験者たちの間で、糖尿病が増えたという調査結果が導かれたことがあります。脳のスペックを最大化しようと思うなら、この割合を逆転させなくてはいけません。

私の考えでは、**ヒトの本来の栄養バランスとは、旧石器時代の人類が食べていた栄養バランス、すなわち「タンパク質2：脂質6：炭水化物（糖質）2」程度、もしできれば「3：6：1」が適正なバランス**です。つまり、いま一般によく言われている栄養バランスでは、とにかく糖質の摂取が多すぎであり、また脂質が足りなすぎるのです。

脳とカラダのメインエネルギーを「ケトン体」にせよ

一般的な認識では、糖質は人間が活動する主要なエネルギー源になるものとされています。脳は人間が消費するエネルギー全体の20%を占めており、しかも脳はブドウ糖（糖質）しかエネルギーにできない、だから脳のためには糖質を取ることが必要だと言われてきました。しかし、じつはこれは間違いなのです。

ヒトは、飢餓状態でエネルギー不足にあるときなど、体内の「ケトン体」を人体のエネルギー源として活用するよう、自然にプログラムされています。また、ブドウ糖しか脳のエネルギーにできないと誤解されているのですが、**別のエネルギー源であるケトン体も、脳のエネルギーになる**のです。

ケトン体と聞くと、ちょっと身構える人もいるかもしれません。糖尿病の急性合併症である「糖尿病性ケトアシドーシス」という言葉をご存じでしょうか。この症状が、ケトン体が高くなることによって引き起こされる症状であったため、ケトン体はこれまで一般的には「産生されすぎてはいけないもの」「危険な物質」だと思われてきました。

しかし、ケトン体そのものは危険な物質ではありません。ケトン体をエネルギーとする

「ケトン代謝」のケトーシス状態と、糖尿病のケトアシドーシスとはまったく別の事象です。そもそもケトン体の血中濃度がまったく違うのです。

たとえば、産婦人科医の宗田哲男先生による画期的な研究によると、母体にいた胎児や赤ちゃんの臍帯血《さいたいけつ》や絨毛《じゅうもう》のケトン体を測定したところ、ケトン体が高値であらわれることが判明しました。これは、いったいなにを意味しているのでしょうか。

つまり、**ヒトはそもそもケトン体代謝の状態で生まれてくるのが自然状態**なのです。

また最近人気のケトン体ダイエット（ケトジェニックダイエット）は、難治性てんかん患者の治療食としても広く実践されています。ケトン体代謝の体になることで、多くのメリットが得られるようになるのです。

人類はその歴史の大部分を低糖質食で過ごしてきた

人類が霊長類として誕生したのが６００万年前。つまり、人類の歴史のほとんどは獲物や木の実などを食糧とする狩猟採集時代でした。

そもそもヒトは長い間、タンパク質と脂質（アブラ）を中心にして、低糖質の食生活を送っていたのです。農耕が始まり、小麦や米などの穀物の栽培を始めたのが約1万年前で、日本列島に至っては、約2300年前の弥生時代に大陸から水田稲作が伝わって農耕が始まったとされています。小麦や米などの穀物を中心とした食生活は、人類の長い歴史からみるとつい最近始まったことでもあるのです。

もっというと、日本人全員が腹一杯になるまでご飯を食べられる食生活になったのは、おそらく戦後からにすぎないでしょう。なにしろ日本で糖尿病患者が増えたのは、戦後に白米が十分に供給されるようになってから。

ちなみに戦後になって日本人の平均寿命は急激に延びましたが、それは米食のおかげではなく、公衆衛生の整備、予防医療および医療システムの発達、そしてタンパク質を豊富に摂取できる食生活になったためと私は考えています。

いずれにせよ、戦後から現代まで、このごく**短い期間に常識とされてきた（糖質過多の）食生活とは、長い人類史の視点で見てみると、ヒト本来の食事バランスからはかけ離れたものであることがわかります。**

狩猟採集を中心とした旧石器時代の食事の栄養バランスの方が、生物としてのヒトの脳やカラダに適しているはずなのです。

2

糖質制限をすすめる理由——パンやご飯、麺類が脳とカラダの老化を促進する

まずそもそもの食生活の方針として、糖質（炭水化物）を取る量を抑える糖質制限を行い、糖質を多く含むパンやご飯の量を減らしましょう。糖質過多な食生活は、脳とカラダの老化を促進してしまうからです。

必要以上の糖質を摂取すると、血液中の糖質はエネルギーとして消費しきれなくなり、中性脂肪や「AGEs」に変化します。AGEsとは終末糖化産物とも言われ、タンパク質と糖質が結びついて「糖化」したもの。**糖化やAGEsの蓄積は、カラダの「コゲ」にもたとえられ、老化の原因になります。**「糖化」は、「酸化」と「炎症」と合わせて、ヒトの老化の3大要因と呼ばれます。血管の中でAGEsができると、動脈硬化を引き起こし、血流を悪化させます。その結果、脳やカラダの機能を低下させます。

よく「ヒトは血管とともに老いる」と言われますが、**血管がボロボロになることは老化の大きな原因**です。食べすぎで余った糖質から作られる中性脂肪は、もちろん肥満の原因に。

中性脂肪が数々の生活習慣病を引き起こすのは言うまでもありません。

小麦は脳にもカラダにも悪影響

糖質のなかでも、とくに小麦は脳やカラダに対して悪影響の多い食材です。麺類やパンなど、精製された小麦から作られた食品は、米よりも急激に血糖値を高くします。すると高くなりすぎた血糖値を下げるために血液中にインスリンが分泌されて、今度は急に血糖値を下げようとします。こうした**食後の短時間に血糖値が乱高下することを「グルコーススパイク」と呼びます。**血管を傷つけたり動脈硬化の原因となったりする危険な現象です。

さらに小麦には、タンパク質からできた「グルテン」と呼ばれる成分が含まれています。じつはこのグルテンもカラダに悪影響があることがわかっています。グルテンはうどんやラーメンのコシになったり、パンの弾力のもとになる成分。いい食感を食品に与えてくれるのですが、その粘り気ゆえに消化しにくく、腸粘膜を炎症させやすいのです。

これが「リーキーガット症候群」（腸もれ）を引き起こす原因となり、腸の粘膜に損傷ができて、腸内にあるべき物質が腸から漏れ出してしまうのです。リーキーガット症候群は、さまざまな疾患の原因ではないかと考えられています。

私自身も、低糖質食を実践しています。主に小麦と白米の食べる量や回数を控えているのですが、とくに小麦を食べると、その直後にお腹が張ったり、頭が鈍くなったりすることを実感します。お腹が張るのは、腸内環境が悪化しているあらわれです。そしておそらく、**腸内環境が悪化することでセロトニンなど脳に必要なホルモンの産生も減ってしまう**のではないかと考えています。その結果、頭の回転が鈍ってしまうのです。

私のクリニックに通院している患者さんでも、糖質制限をしている人は、制限していない人よりも心理テストの結果が改善しやすい傾向があります。これも糖質の摂取を減らすことで、脳内物質の産生にいい影響を与えた例だと言えるでしょう。

あなたは糖質依存に陥っていないか

糖質制限をすると、カラダにとってはいいことずくめなのですが、なかなかすぐには実践できない人が多いのも事実です。現在「健康の常識」と思われていることとは逆の食事法であることも理由の1つでしょうが、それだけでなく、糖質には非常に強い精神的依存性があるからでしょう。麺類やパン、ご飯、甘いものは、無性に食べたくなるものなのです。

私は、**現代の日本人の多くが糖質依存**だと考えています。今まで見てきた患者さんのなかで、とくに糖質依存だった人の例をご紹介しましょう。

その人は糖尿病の患者さんで、かなり厳格な糖質制限を行っていました。当初はインスリン注射をしていましたが、治療のかいあって服薬だけになり、長期的な血糖値の指標となる「HbA1c（ヘモグロビンエーワンシー）」の値も改善。10・5％あった値が7・0％になり、認知機能も顕著に改善していました。そのまま治療を続けていたなら、正常値（4.6〜6.2％）まで戻っただろうと思います。

しかし糖質制限を始めて3年経った頃、「どうしてもアイスクリームが食べたい」と言い出しました。そしてさらに2年後、本人から「もう糖質制限はやめたい。死んでもいいからご飯や甘いものが食べたい」と治療の打ち切りの申し出がありました。

こうなると、残念ですがやむを得ません。

治療をやめる直前は、甘いものを食べる、食べないで毎日夫婦で大喧嘩していたそうです。何年も続いていた糖質制限の間も糖質を取りたいという欲求を消すことができず、健康のための食事制限をやめたくなるほど糖質の依存は根強いのだと思い知らされました。

人間にとって1日に必要な糖質量は「茶碗半分のご飯」くらい

とはいえ、いくら糖質がカラダに良くないからといっても、糖質をまったく取らないのも好ましくありません。先に、「タンパク質3：脂質6：糖質1」程度の栄養バランスが好ましく、糖質ゼロにすべきだとは言いませんでした。じつは赤血球がエネルギー源にできるものがブドウ糖だけなのです。そのためにヒトは1日あたり、180グラムの糖質が必要です。そのうち、肝臓で作られて、そのまま体内で使われる糖質もあります。

肝臓が1日に作る糖質量は150グラム。ヒトのカラダに必要な糖質量から肝臓が作っている糖質量を引くと、その差は30グラムです。つまり、この30グラムだけ、食事から糖質を補う必要があるというわけです。

糖質量の30グラムとは、ご飯に換算してお茶碗半分くらい。この程度なら食事から糖質を取っていいですが、それ以上はヒトのカラダにとって余分な糖質です。カラダの中で余った糖質は、中性脂肪になって蓄積されます。**ヒトは本来、1日30グラムだけ糖質を取れば十分。それ以上はカラダにとって害悪**だと考えるべきなのです。

3 良質なアブラを摂取して「ケトン代謝」になる

糖質制限食は老化を抑えてくれますが、さらにここで述べる良質なアブラ（脂質）を取ることもぜひ実践していただきたい食事習慣です。

良質なアブラを摂取すると、「ケトン代謝」になることを促してくれます。「アブラを取る」というと、「太ってしまうのではないか」と、反射的に拒絶反応を起こす人も多いことでしょう。おそらく脂質を取りすぎると、それが体脂肪になってしまうと思っているのではないでしょうか。大丈夫です。安心してください。**ヒトのカラダにとって必要でない量のアブラは、体内に吸収されることなくカラダから排出されます。**余ったアブラが脂肪になることはないのです。

ただし1つ、注意が必要なことがあります。それはアブラの質。悪質なアブラを取りすぎると、腸内の悪玉菌が増えて腸内環境が悪化してしまいます。目指すべきケトン体質になるためには、あくまで良質なアブラを取るようにしましょう。

良質なアブラとは「オメガ3」と「オメガ9」

では、良質なアブラとはどんなアブラなのでしょうか。アブラはその中に含まれる脂肪酸によって、大きく「飽和脂肪酸」「不飽和脂肪酸」に分類されます。これは炭素と炭素の間に二重結合があるかどうかによる分類です。飽和脂肪酸は、バターやラードなど固形の動物性脂肪に多く含まれています。不飽和脂肪酸は、さらに「オメガ3」「オメガ6」「オメガ9」の3つの系統に分けられます。それぞれ具体的な脂肪酸の例を挙げると、オメガ3はα-リノレン酸とEPAとDHA、オメガ6はリノール酸、オメガ9はオレイン酸です。

このうちとくに**積極的に取りたいアブラはオメガ3とオメガ9、そして飽和脂肪酸**です。オメガ3を多く含むアブラは、アマニ油やエゴマ油、しそ油などがあります。これらは加熱すると酸化しやすいので、加熱しないで取るようにしましょう。

ほかにも、イワシやサバなどの青魚にもオメガ3であるEPAやDHAが豊富に含まれています。またオメガ9の代表例はオリーブオイルです。これらオメガ3とオメガ9を含むアブラが、良質なアブラと言えます。

その逆に、オメガ6は多く取りすぎるとカラダにとってマイナスとなるアブラです。オメガ6の例としては、サラダ油やゴマ油などが挙げられます。マーガリンに含まれているアブラやショートニングなど、トランス脂肪酸も避けたいアブラです。これは揚げ物にも多く使われているので、揚げ物もできるだけ控えた方がいいでしょう。**悪質なアブラは、体内の炎症の原因になる**からです。

ケトン体は効率のいいクリーンなエネルギー

良質なアブラが腸まで届くと、アブラは腸内細菌によって「短鎖脂肪酸」に分解されます。短鎖脂肪酸は、ケトン体の原料になるもの。つまり**良質なアブラを取ることでカラダや脳の中のケトン体が増える**のです。ケトン体を合成して、脳やカラダのエネルギーとすることを「ケトン代謝」と呼びます。糖質を制限して良質なアブラを取っていくと、ケトン体をエネルギー源とするケトン体代謝の体質に変わることができます。

ケトン体は、糖質から作られるブドウ糖よりもエネルギー効率が良く、非常にクリーンなエネルギーです。ブドウ糖と比較してみましょう。

ブドウ糖代謝の場合、腸で吸収されてから細胞のエネルギーとして使われるまでの間、多くの段階を踏まなければなりません。ブドウ糖は、「グルコーストランスポーター」というトンネルを通って細胞の中に入り、ミトコンドリアの中に入ります。さらにエネルギーとなるためのTCAサイクルに入るまで2段階が必要です。

化学反応におけるもっともスピードの遅い段階を「律速段階《りっそくだんかい》」と呼びます。ブドウ糖の代謝はこの律速段階がとくに遅く、非常に時間がかかるのです。また**ブドウ糖からエネルギーを産生する際には活性酸素が生じ、カラダの中で過酸化脂質など老化の原因となる有害物質を作ってしまいます。**

しかしケトン体の場合、分子量が小さいために、まずすべての細胞膜を素通りできます。ケトン体は細胞間の移動が非常にスムーズなのです。ミトコンドリアにそのまま入って、TCAサイクルにもすぐ入ることができます。**ケトン体は代謝の際に生じる活性酸素も少なくて済むため、いわば「効率のいいクリーンなエネルギー」なのです。**

脳の本来のスペックを発揮させるためには、とうぜんですが脳に十分なエネルギーが行き渡ることが必要です。糖質のかわりに良質なアブラ（脂質）を取ることで、高品質、高効率なエネルギー源であるケトン体が作られ、さらに脳やカラダの老化も抑えて、脳本来のパフォーマンスを発揮させることができるというわけです。

そのほか、良質なアブラは短鎖脂肪酸の酪酸を作り、腸の粘膜を保護したり、炎症を抑えたりするなど、ヒトの免疫力を高めるというメリットもあります。

腸の粘膜が健康なとき、腸内フローラは善玉菌が優位な状態です。その結果、ますます短鎖脂肪酸を作りやすくなるほか、肥満を防ぐことができるようになります。

またこれはあまり知られていないことなのですが、**腸内で悪玉菌が優位だと、ヒトは肥満になりやすい**のです。メタボリックシンドロームという言葉はご存じかと思いますが、肥満になると、がんや心臓病、脳卒中などの生活習慣病を引き起こしやすく、また脳やカラダの老化の原因にもなります。腸内フローラを良好な状態にしておくためにも、良質なアブラを毎日、積極的に取ることをおすすめしたいと思います。

さて、アブラを主に原料とするケトン体ですが、ブドウ糖とケトン体をエネルギー源として比べてみたとき、両者はシーソーのような関係にあることがわかります。片方が減ると、もう片方が増えるのです。

一般にケトン体は、ヒトが飢餓状態になったときの代謝システムと言われ、「緊急時の非常食」のようなイメージを持たれています。

しかし、私はブドウ糖とケトン体は、どちらもヒトのメインエンジンとしてお互いにバランスを取り合っているのではないかと考えています。

その証拠に、代謝エネルギーがケトン体優位になっているとき、ケトン体とブドウ糖のエネルギー源の比は8：2。つまり、ヒトの代謝はブドウ糖優位の0：10からケトン体優位の8：2の間を行ったり来たりしているのです。

また最近では、糖質を制限してケトン体代謝を高める食事は「ケトジェニックダイエット」と呼ばれています。ケトジェニックダイエットは「やせる食事」としても注目を集めています。たしかに、糖質制限を実践している患者さんの多くは、余分な脂肪が落ち、健康的でスリムになっているように思います。

世間ではまだまだ悪者とされていたり、非常時にやむを得ず代用されるエネルギー扱いをされたりしているケトン体。しかし、じつはまったく危険なものではありません。

むしろブドウ糖よりもクリーンで効率のいいエネルギー源として脳内や体内で使うことができ、ダイエットの効果もあるのです。また近年では、**ケトン体が老化を防ぐ働きを持っていたり、神経細胞を保護してくれる**などの研究結果もあります。

ヒトのカラダの3つのエネルギー産生回路

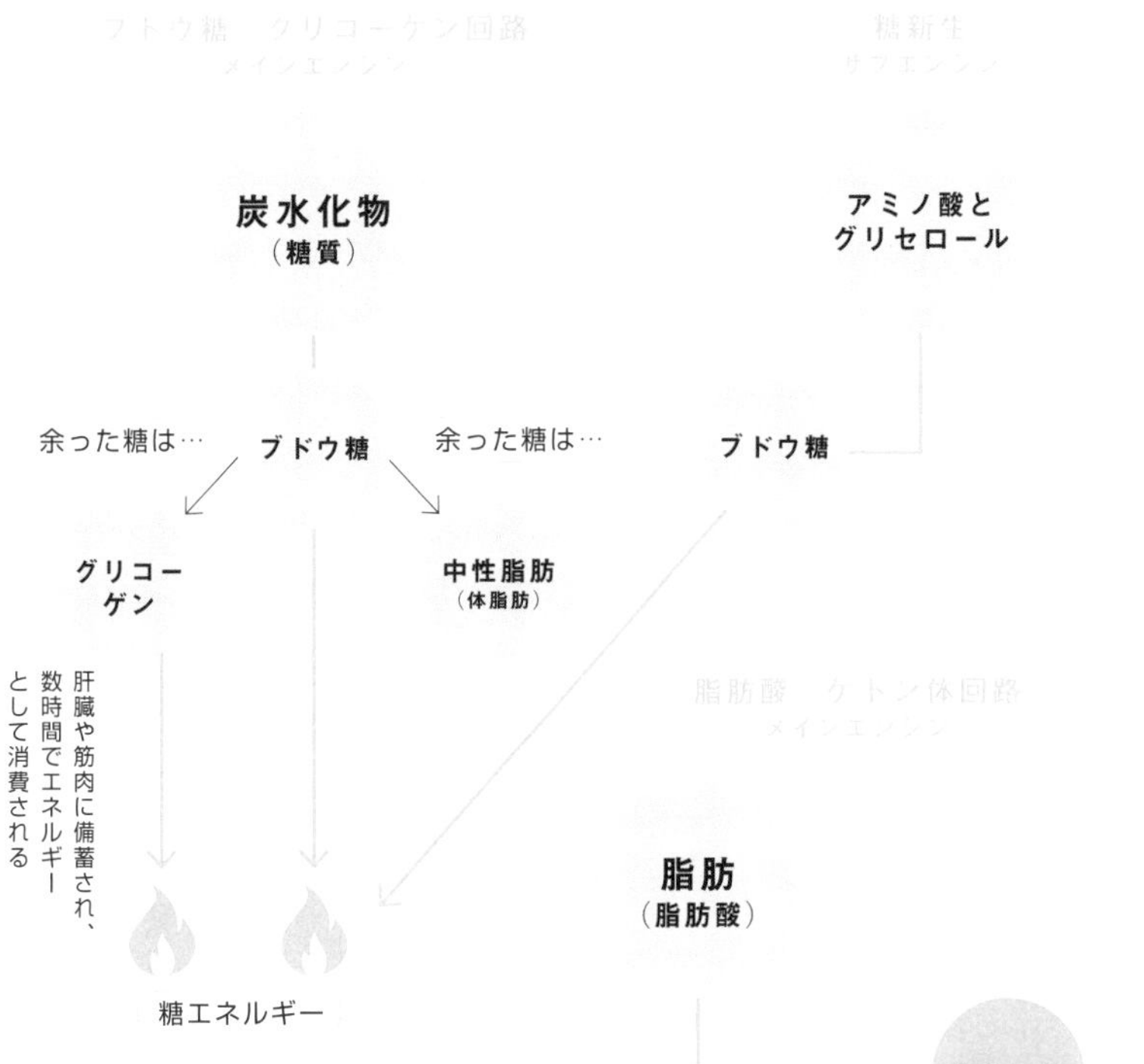

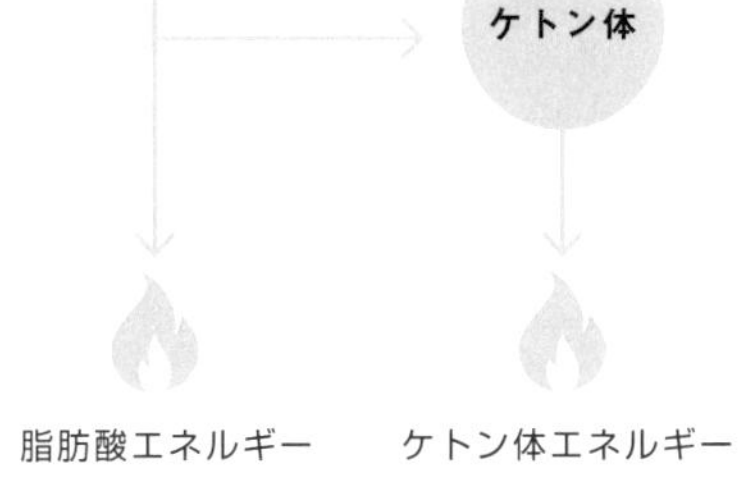

カラダの中でエネルギーを産生するルートは「ブドウ糖–グリコーゲン回路」「糖新生」「ケトン体回路」の３つ。糖質（アブラ）をまったく取らない場合、糖新生が起こる。糖新生はアミノ酸やグリコーゲンを分解してブドウ糖を作る働き。その結果、かえってインスリンが分泌されてしまうことになるため、最低限の糖質を取ることが必要。そのうえで脂質によるケトン体回路を機能させるのが理想的なエネルギー産生と言える。

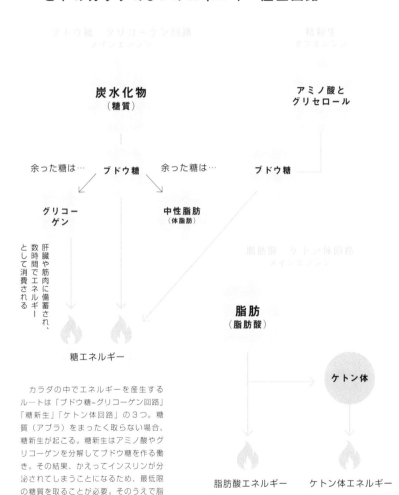

Nutrition to maximize brain specs

4 カラダがケトーシス状態のとき、脳パワーが最大化される

糖質制限などを実践して、体内のケトン体が増えているケトーシス状態では、脳のパワーも最大化されます。理由はいたってシンプル。**ケトン体はブドウ糖よりエネルギー産出の効率が良く、ケトーシス状態の方が脳にもカラダにもエネルギーが豊富に供給されるから**です。

燃料でたとえると、ハイオクガソリンと灯油くらいの違いといえばいいでしょうか。この高効率の燃料を得た結果、脳が使えるエネルギーが増え、脳が持つ本来のポテンシャルを十分に発揮できるようになるというわけです。

ケトーシス状態では、頭の回転、ひらめき、記憶力、万能感がアップ

大学時代、医学部の同期だった友人が、なにを思ったか突然、断食を始めました。その断食の最中、彼が話してくれた断食中の思考や感覚の変化に驚いたのを今でも鮮明に覚えています。

その友人の話によると、断食3日目に頭の回転が明らかに変わってきたのをはっきりと自覚したといいます。頭の回転のスピードが上がり、ひらめきが生まれ、記憶力が高まったというのです。さらには、力がみなぎり、ある種の万能感すら覚えたと話していました。しかし断食を終え、少しずつもとの食事に戻すにつれ、こうした頭の冴えや万能感がはっきりと消えていったそうです。

断食をすると、食事によるカラダへのエネルギー供給が一時的に断たれます。すると、体内にある糖質をエネルギー源として消費し始めます。

ただし、体内にある糖質は24時間しか持ちません。そのため、24時間ほど経つと、体内の糖質はエネルギー源としてすっかり使いきられてしまいます。

そこから代謝が切り替わり、次に体内にある内臓脂肪や皮下脂肪が分解されて、エネルギー源として使われ始めます。

このエネルギーが、ケトン体です。

断食を始めて3日経つと、カラダの中のブドウ糖が枯渇し、完全にケトン代謝に切り替わります。断食した友人が3日目から思考や感覚の変化を感じたのは、まさにケトン体が脳の機能を高めていた好例だと言えるでしょう。

てんかんの治療にケトン食療法が導入される理由

また、子どものてんかんの治療にケトン食療法が用いられることがあります。

成長期にある子どもにブドウ糖、すなわち糖質を与えないというのは、これまでの常識からすると言語道断のこと。しかし難治性のてんかんに限っては、食事をケトン食にしてケトン体をカラダのメインエネルギーにするという治療が試みられることがあります。

この食事法をすると、不思議なことにてんかんが治まるのです。

てんかんは、大脳の神経細胞が過剰に興奮し、意識障害やけいれんなどを発作的に起こしてしまう脳の慢性疾患。つまり、ケトン食にしててんかんが治まったということは、ケトン体が脳にプラスに働いて、脳の神経細胞が安定化したということを意味します。

具体的なメカニズムはこうです。

まずケトン体によって、抑制系の神経伝達物質「GABA」とホルモン「BDNF」が増えます。GABAは交感神経の働きを抑制して興奮状態を抑える物質。BDNFには脳の神経を安定化し、成長させる働きがあります。

つまり、**ケトン体には脳の過剰な神経の働きを抑え、正常化してくれる機能がある**のです。

5

良質なアブラが大事な理由――脳は脂肪でできている

じつは脳の60%は、脂肪でできています。より正確には、細胞の外側の仕切りとして細胞の形状を保っている「細胞膜」と呼ばれる部分が脂肪でできています。ほとんどの細胞膜は「リピッドバイレイヤー」と呼ばれる2層構造になっており、これが常に新陳代謝によって入れ替わっています。そのため、良質なアブラ（脂質）を絶えず外から補充しないと、健康な細胞膜を維持し続けることができません。

良質なアブラが細胞膜を作り、固定する

カラダの中の神経細胞の膜が健康でないと、神経の働きが十分に果たせなくなってしまいます。とくにオメガ3などの脂質は、細胞膜を作るだけでなく、「細胞膜を固定する」という役割も担っています。細胞膜がカチッと固定されないと、脳やカラダの細胞膜が緩んでし

まって、細胞がその役割をしっかり果たしてくれなくなるのです。

そういった意味でも、**オメガ3の摂取は脳や神経の働きを高く保つために非常に重要**です。良質なアブラが、カラダや脳にとって大切な材料になるからです。

良質なアブラを積極的に取り、悪質なアブラをできるだけ避ける

良質なアブラを積極的に取るいっぽうで、悪質なアブラはできるだけ避けなくてはいけません。悪質なアブラの代表格といえば、マーガリンやショートニングなどに多く含まれている「トランス脂肪酸」。トランス脂肪酸は自然界にもごくわずか存在しますが、ほぼ人工的なアブラと言っていいでしょう。パン、ケーキ、ドーナツや揚げ物などの加工食品に、このトランス脂肪酸がたっぷり含まれています。日本の一般的な食生活では、カラダに悪影響があるほど摂取することはないとされていますが、世界的には規制される方向にある食品です。

トランス脂肪酸は、体内で炎症を起こしたり、細胞を酸化させて、脳やカラダを老化させる原因になります。炎症、酸化、インスリン抵抗性、動脈硬化……いずれも脳の機能を低下させたり、カラダの老化を促進する要因となるものばかりなのは言うまでもありません。

アブラ（脂肪酸）の種類

積極的に取りたいアブラと避けたいアブラ

脂 常温だと固体のアブラ

飽和脂肪酸

良質なものを積極的に取る

牛や豚などの動物性脂、バター、ココナッツオイル、パームオイル、一部の植物性油

トランス脂肪酸

できるだけ避ける

マーガリン、ショートニングなどの加工油脂

油 常温だと液体のアブラ

不飽和脂肪酸

体内で生成できない必須脂肪酸。食事から取る必要がある

一価不飽和脂肪酸

オメガ9

良質なものを料理用として取る

オリーブオイル、菜種油、ベニバナ油、ひまわり油など、オレイン酸が多い油

多価不飽和脂肪酸

オメガ6

取りすぎないように注意

コーン油、大豆油、ゴマ油などのリノール酸が多い油

オメガ3

積極的に取りたい

α-リノレン酸、DHA、EPAが豊富な油

アマニ油、エゴマ油、サンマやイワシなどの青魚

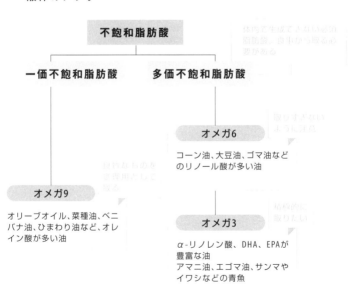

6

脳やカラダの材料となる「良質なタンパク質」をたっぷり摂取する

細胞壁は脂質（アブラ）で作られていますが、ヒトをはじめ動物の細胞は主にタンパク質から作られています。そのため脳を含めたカラダの材料として、良質なタンパク質を取ることはカラダと脳のために非常に大切です。

そもそも「良質なタンパク質」とは

「良質なタンパク質」と言われたら、みなさんはどんなものを想像するでしょうか。まず初めに、良質なタンパク質にはどんなものがあるのか、明らかにしておきましょう。

タンパク質とは、アミノ酸が多数結合したものです。タンパク質を作るアミノ酸は20種類あり、そのうちの9種類は、人間が体内で作ることができない「必須アミノ酸」。食事から取るべきタンパク質とは、この必須アミノ酸をすべて、あるいはできるだけ多く含んだもの。

これが良質なタンパク質だということができます。

良質なタンパク質を含む食品を見分けるための指標として、「プロテインスコア」と「アミノ酸スコア」の2つがあります。

どちらも食品に含まれるアミノ酸を数値化したものです。プロテインスコアの方が先に提唱されましたが、現在では主にアミノ酸スコアの方が使われています。いずれも満点が100で、この数値が少ないほど含まれているアミノ酸のバランスが悪いことを意味します。

アミノ酸スコアで満点の食品はいくつかありますが、**プロテインスコアが満点の食品はたった2つだけ。鶏卵としじみです。**私がタンパク源としてとくにおすすめしているのは、この2つです。ぜひ鶏卵としじみを積極的に食事に取り入れてください。

良質なタンパク質を含む食品の例

鶏卵としじみのほか、牛肉や羊肉（ラム・マトン）、サバやサンマなどの青魚、豚肉なども、プロテインスコアやアミノ酸スコアの高い食品です。

なお同じ牛肉でも、最近では牧草牛（グラスフェッドビーフ）が注目されています。牧草牛は、日本で一般的に消費されている穀物肥育牛（グレインフェッドビーフ）よりも鉄分などの栄養バランスがいいとされています。

食べるものにできるだけこだわりたいという人は、ぜひ牧草牛を試してみてください。最近はスーパーでも少しずつ見かけるようになってきました。

また卵は鶏に限らず、いくらやたらこなどの魚卵もおすすめです。なお、よく卵や魚卵はコレステロールが高いから食べすぎは良くないと言われますが、コレステロール摂取の限度とされる量に科学的根拠はありません。たくさん食べても大丈夫です。

ちなみに必須アミノ酸バランスが優れているかどうかという観点では、大豆や鶏肉はここまでに挙げた食材に比べると、やや劣ります。

筋トレをしている人は脂身を嫌って鶏のささみなどを好む傾向がありますが、すでに述べたように余分な脂質はカラダから排泄されるので、脂身を避ける理由はありません。

それどころか、**アブラは細胞膜を作るために必須な栄養素。むしろ脂質を豊富に含む肉の方が、筋肉のためにも効率よく必要な栄養が取れておすすめです。**

また必須アミノ酸バランスを考えると、カラダの材料としては鶏肉がベストだとは言えません。筋トレをしていて鶏肉一辺倒の人がいますが、あまりおすすめできません。

1日どれぐらいのタンパク質を取ればいいのか

摂取すべきタンパク質の量の目安についても説明しておきます。最近よく言われるようになっているのは、体重1キログラムあたり1・0〜1・5グラムのタンパク質を毎日取った方がいいということ。**たとえば体重が60キログラムの人であれば1日あたり60〜90グラムのタンパク質を取ればいい**ということになります。

ただ、これだと具体的になにをどのぐらい食べたらいいのか、ちょっとわかりにくいですよね。いくつか例を挙げておきます。

まず鶏卵。鶏卵はMサイズで1個58〜64グラムです。

鶏卵100グラムに含まれるタンパク質の重量は12グラム（黄身と白身合わせた全卵の場合）。Mサイズの鶏卵を60グラムとすると、Mサイズの全卵1個につき7・2グラムのタンパク質が含まれていることになります。

ちょっと非現実的ではありますが、仮に卵だけで1日のタンパク質をまかなうとするならば、体重60キログラムの人で9〜13個、1食3〜4個の摂取が目安ということになります。

あるいは牛肉ならば、100グラムあたりに17グラムのタンパク質が含まれているので、体重60キログラムの人であれば1日400〜530グラムを取ることが目安となります。豚肉であれば、同じ体重の人で1日430〜640グラム、木綿豆腐なら1日910〜1300グラムほど（目安として3〜4丁弱）となります。

いずれも、あくまで1種類の食材だけからタンパク質を摂取する場合の数値です。

実際にはさまざまな食材を組み合わせるのが一般的ですから、もっと万遍なくいくつかの食材から少しずつ摂取することになるでしょう。もちろん、その方が必須アミノ酸もバランスよく摂取することができます。

私の患者さんのなかに、食事についての私の指示をしっかり守ってくれている人がいます。その人は、もともと朝食にパンを食べていたそうです。

その食事パターンのときは午前中どうしても眠くなってしまい、座って作業をしていると居眠りしてしまうほどでした。

しかし**パン食をすっぱりやめ、朝食を半熟卵3個に切り替えたところ、食後の眠気がなくなり、朝のうつうつとした気持ちもなくなり、さらに時間も有効に活用できるようになって、いろいろな活動に集中するようになった**とのこと。食後に眠くならないだけで、仕事の生産性が飛躍的に上がるのは私も体感としてよくわかります。

7

サプリの摂取——毎日の食事だけでは取りきれない栄養素を補給する

脂質（アブラ）やタンパク質は必要な量も多いため、食事からまとめて摂取するのが現実的な方法です。しかし人間に必要な栄養には、ビタミンやミネラル（無機物）もあります。これらは人間にとって必須の栄養素ではありますが、必要な量が多かったり、食事だけでは必要量を摂取しにくかったりするもの。そのため、ビタミンやミネラルなどについてはサプリメントなどからも補充するのが効率的かつ現実的です。

ビタミン類はサプリで十分に補おう

サプリで摂取した方がいい主な栄養素は、各種ビタミン類です。

とりわけ、食事では足りない栄養素の代表がビタミンC。**ビタミンCには、動脈硬化を防いだり、毛細血管を健康に保ったりする働きがあります。**さらに、老化の原因となる酸

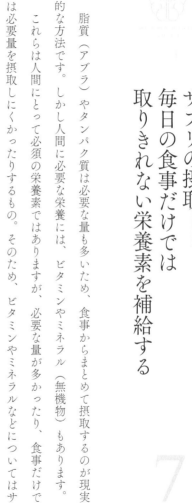

化を抑えてくれる効果があります。

1日に必要なビタミンCの量は2グラムです。もしも必要なビタミンCの量すべてをみかんで取るなら、なんと1日に100個ぐらいのみかんを食べなくてはいけません。

よほどのみかん好きでも、1日100個のみかんを毎日、食べ続けるのはさすがに辛いですよね。Mサイズのみかんの場合、5キログラムのみかん箱に入っているのは45～55個ほど。1日にみかんを2箱も食べるのは、さすがに非現実的です。ビタミンCはムリせず素直にサプリで取るようにしましょう。

ほかには、ビタミンEもサプリで取るのがおすすめです。

ビタミンEには抗酸化作用があるほか、動脈硬化の予防や、細胞膜を健康に保つ効果があります。ビタミンEの必要量も、食物だけで取れる量ではなかなか足りません。足りないぶんについては、やはりサプリから取るのがいいでしょう。

なお、サプリの原料には天然型と合成型がありますが、ビタミンEの場合は天然型の方がおすすめです。天然型の方が、活性が高いとされているからです。

また水溶性ビタミンであるビタミンB類も、ちょっと多いと思えるくらいサプリから摂取しましょう。ビタミンB類の必要量は食事からでも取ることが可能ですが、ヒトがエネルギーを産出するためのTCA回路を回す過程で、ビタミンBがたっぷり必要になるのです。必要量はそれぞれのミトコンドリアの状態によって違うのですが、体内の末端までビタミンBを行き渡らせて十分なエネルギーを作るためには、大量に取った方が安心です。

さらに、ビタミンAもサプリメントから摂取しましょう（ただしビタミンA、ビタミンD、ビタミンEは脂溶性のビタミンなので、過剰摂取には注意してください）。ビタミンAには抗酸化作用があります。とくにビタミンCやビタミンEと一緒に取ると、相乗効果でさらに抗酸化作用が高まります。

酸化は、人間を老化させる3大要因の1つ。酸化を抑える成分については、積極的に摂取すべきだと私は考えています。もちろん、**カラダの酸化を抑えることが、脳やカラダの老化予防と若返りに有効**であることは言うまでもありません。

マグネシウム、鉄、亜鉛などのミネラル類を摂取する

ここまでビタミン類を挙げてきましたが、ビタミンのほかには無機物のマグネシウムと亜鉛、鉄などがサプリで摂取すべき栄養です。マグネシウムには、エネルギー産生や血圧を下

げるなどさまざまな効果があります。いずれの効果も、老化を抑えて脳のパフォーマンスを高めることにつながります。また亜鉛は、抗酸化作用、新陳代謝の活性化などに役立ちます。こちらも脳の老化をストップさせ、脳のフレッシュな状態を維持するために効果的です。
ただし鉄のサプリについては、誰でも多めに取っておけばいいとは言えず、ちょっと扱いが難しいところがあります。

鉄は活性酸素があるとすぐに酸化してしまうほか、「ヘモクロマトーシス」といって、鉄分が脳内に蓄積して臓器を傷つける疾患になる可能性も。さらにアルツハイマー患者の脳内には、鉄分量が多いこともわかっています。**クリニックなどで体内の鉄量（フェリチン値）を調べる血液検査を受けてみて、その結果に合わせて摂取量を判断することが大事です。**とくに女性は一般的に体内の鉄分が少ないと言われています。

なお、サプリメントのなかには不純物が入っていて肝心の栄養の濃度が低い製品もあります。そのため、サプリメントは海外製などの高濃度の商品をネットなどで選んだ方がいいでしょう。不純物のリスクを避けつつ、効率よく栄養を摂取することができます。できるだけサプリのラベルにある原材料表示を確認するようにしましょう。表示の初めの方に添加物などが多く書かれている場合は、添加物が多く、必要な栄養の濃度が低い可能性があります。

サプリで取るべきおすすめの栄養素

ビタミンA	皮膚や粘膜を保護したり抵抗力を高めるほか、細胞の成長を促進させる働きが。ビタミンC・Eと摂取したい。
ビタミンB群	エネルギー代謝のサポートや血液を作るほか、皮膚や粘膜の健康を維持する。
ビタミンC	コラーゲンの生成により血管を健康に保つほか、抗酸化などさまざまな働きが。ビタミンA・Eと摂取したい。
ビタミンD	カルシウムの吸収を促進するほか、カルシウムとの相乗効果で糖尿病予防も期待できる。
ビタミンE	抗酸化作用があるほか、動脈硬化の予防や細胞膜を健康に保つ。ビタミンA・Cと一緒に摂取したい。
ナイアシン（ビタミンB_3）	脂質・糖質・タンパク質の代謝、エネルギー産生の働きがある。
マグネシウム	数多くの酵素の活性化にかかわるほか、エネルギー産生・神経情報の伝達・血圧の安定・血流の改善など。
亜鉛	抗酸化作用や新陳代謝の活性化などの働きがある。

8 脳の炎症を引き起こす「頭が悪くなる食べ物」を避ける

「酸化」「糖化」「炎症」はヒトにとって老化の3大要因です。酸化と糖化についてはすでに述べましたので、ここではまだあまり説明できていない炎症と、それを引き起こす食べ物についてまとめたいと思います。

カラダにとって酸化がサビ、糖化がコゲだとするなら、炎症は「火事」

老化を引き起こす炎症は、「慢性炎症」と呼ばれています。酸化が細胞にできたサビ、糖化が細胞にできたコゲだとすれば、炎症はよく「体内の火事」にたとえられます。ただ火事といっても、炎がメラメラと燃え上がって熱くなる状態というよりは、体内でぶすぶすと火がくすぶり続けているようなイメージです。

体内で炎症が起こると、タンパク質が糖化して「ＡＧＥｓ」が発生します。すでに述べたように、AGEsは老化の原因となる物質。動脈硬化や腸もれ（リーキーガット）の原因となるだけでなく、アルツハイマー病の原因になるとも考えられています。要は、脳にもカラダにも悪影響があるということです。

カラダの中の1カ所で炎症が起こると、AGEsが全身に散らばり、炎症が体内のそこかしこで起こることにもなります。たった1カ所で起こった火事が飛び火して、周囲にまでじわじわと燃え移ってしまうようなものです。

その結果、さらにAGEsが体内のあちこちで発生し、さまざまなマイナスの働きをするという負のサイクルが起こってしまいます。

糖質と悪質なアブラが炎症を引き起こす

炎症を起こす食べ物の代表格は、やはり糖質です。

AGEsは「終末糖化産物」とも呼ばれますが、糖質のせいで糖化が起こって体内にAGEsが発生し、さまざまな場所で炎症の原因となるのです。

また、オメガ6などの悪質なアブラの摂取も炎症の原因になります。オメガ6には、白血球を活性化させる働きがあります。白血球は、体外から侵入してくる異物と戦う免疫細胞。つまり炎症とは、白血球が外からの攻撃に抵抗している状態だとも言えます。白血球も炎症も、それ自体は悪いものではありません。しかし、行きすぎて慢性的なものになると話は別です。適量のオメガ6は必要ですが、取りすぎは禁物です。

私のクリニックでは、認知症の人が来院したときに行う検査がいくつかあり、その1つに「CRP」というテストがあります。これは体内の炎症レベルを調べる検査です。この検査の値が、基準範囲の数倍になってしまう人が意外に多くいます。

じつは、**軽度の炎症が慢性的に続くと、アルツハイマー型の認知症の発症が早まる可能性が高い**という研究結果があります。

また、脳内の炎症がアルツハイマー型認知症の原因だとする仮説もあります。

さらに、慢性炎症が動脈硬化の進行を早めるということも医学的にわかってきました。悪質なアブラの過剰摂取が炎症を引き起こし、その炎症が動脈硬化を促進し、ついには脳機能の低下につながるというわけです。

まずは余分な糖質と悪質なアブラを取らないようにしてみてください。それだけで、脳とカラダの劣化を防ぐことができます。

9

腸脳相関――腸内環境を最適化するために「たっぷりの食物繊維」を摂取する

「腸脳相関」という言葉をご存じでしょうか。

腸脳相関とは腸と脳がお互いに影響を与え合うことで、実際に腸と脳が双方向に関連して機能し合っていることが科学的にもわかっています。

たとえば**「幸せホルモン」と呼ばれるセロトニンは、その90%が腸で作られるもので、血流に乗って脳に送られ、脳の神経細胞に取り込まれて活性を持ちます。**腸内に多くの菌が存在している状態＝腸内フローラが良好なとき、こうしたホルモンの産生も活発になります。つまり、腸内フローラが良好な状態にあると、脳にもいい影響があると言えるのです。

たっぷりの食物繊維の摂取で腸内を善玉菌優位に

「腸内フローラが良好な状態」とは、腸の中に存在する「腸内細菌」のバランスがとれている状態だと言い換えることができます。腸内細菌は、善玉菌、悪玉菌、日和見菌《ひよりみ》に分類されます。このうちの善玉菌が腸内で多く、悪玉菌よりも数的に優位になっている状態が腸内フローラの良好な状態です。善玉菌が数的に優位な状態を作るためには、たっぷりの食物繊維を補給してあげることが必要です。

人間には食物繊維を分解する力がありませんが、じつは腸内細菌がその役目を果たしているのです。腸内に入った食物繊維は善玉菌のエサとなり、善玉菌を増やします。さらに、食物繊維には悪玉菌を減らしてくれる効果もあります。こうして、**食物繊維を積極的に取ることで腸内環境が最適化される**のです。

さらに善玉菌は、食物繊維を分解して短鎖脂肪酸を作ってくれます。短鎖脂肪酸は腸内環境を整えるために使われたり、ケトン体を作るための原料となったりします。つまり短鎖脂肪酸が作られることで、脳やカラダのエネルギー源が増えるのです。**善玉菌優位の腸内環境は、脳で使われるホルモンの産生と脳やカラダのエネルギーの産生という2つの意味で、私たちのカラダにとってプラスとなります。**

腸内細菌のうち、じつは悪玉菌にもタンパク質を消化する働きなどがあり、人体になくてはならない存在です。ただし、悪玉菌が増えすぎると有害物質を発生させてしまい、腸内フローラを悪化させてしまう原因になります。

また動脈硬化や糖尿病など、生活習慣病のリスクを高め、老化の原因にもなります。つまり、悪玉菌を増やしすぎないことが大切なのですが、悪玉菌のエサは動物性タンパク質や脂質。ということは、糖質制限のやり方によっては悪玉菌を増やしすぎてしまいかねません。

その点からも、**意識的に野菜などの食物繊維をたっぷり取って善玉菌を増やし、腸内細菌のバランスを取ることが大切**というわけです。

なお、脳は腸に栄養の吸収の指令を出していると考えられています。

ヒトのカラダには「迷走神経《めいそうしんけい》」と呼ばれる脳と腸のやり取りを担う神経があり、この迷走神経を通じて脳から腸、腸から脳へと情報を交換して、お互いが活用し合える状態を作っているのです。

食物繊維を多く含む食べ物とは

食物繊維は、モロヘイヤやごぼうなどの野菜、昆布やひじき、わかめなどの海藻、さつまいもなど芋類、きのこ類などに豊富に含まれています。こんにゃくや寒天のような加工食品や、のり、干ししいたけなどの乾物も食物繊維の多い食品です。毎日の食卓のメニューをにぎやかにして、意識して食物繊維を取りましょう。また玉露などお茶にもたっぷり含まれていますので、お茶は粉茶にして茶葉ごと飲むといいでしょう。

なお食物繊維を食事から取るというと、よく玄米が挙げられます。玄米は、たしかに白米よりも外皮の部分に多くの食物繊維を含んでいますが、主な成分は糖質です。その意味ではあまりおすすめできる食材ではありません。

また善玉菌には乳酸菌やビフィズス菌、酵母菌や麹菌などがありますが、この善玉菌そのものを含むプロバイオティクス（発酵食品や整腸剤など）を食物繊維とセットで取ることが重要です。食物繊維が、これらの善玉菌のエネルギー源、いわばエサとなるのです。

要約すると、**腸内で善玉菌が優位になることで、善玉菌が腸内で短鎖脂肪酸を産生してくれるようになります。**短鎖脂肪酸は、腸内を弱酸性に保って悪玉菌の活動を抑制し、便通を良好にしたり、抗炎症作用を働かせて腸のバリア機能を高めたりと、非常に有益な作用をします。しかも短鎖脂肪酸は腸管から吸収され、全身のエネルギー源にもなります。さらに交感神経などの神経細胞とも結合して、神経や脳を活性化させることもわかっています。

善玉菌優位の腸内フローラは、脳とカラダに最高のベネフィットをもたらすのです。

第4章

【実践編】頭が良くなる食事プログラム

Chapter 4 | Eating program to make you smarter [Practical version]

Nutrition to maximize brain specs

まずはカラダのメインエンジンを「ケトン代謝」にすることを目指す

1

エネルギー源としてケトン代謝になったほうが脳にとって最適であり、さらにはカラダの健康面にもいいということをこれまでお話ししてきました。まずはカラダのメインエンジンを、ケトン代謝にすることを目指しましょう。

まずケトン体は、クリーンかつ燃費のいいエネルギーだとイメージしてください。

ケトン体は分子量が小さいため、体内の移動がスムーズで、細胞に入るときもそれを妨げるものがありません。つまり、余計なプロセスを経ることなしに体内の隅々まで移動できるのです。エネルギー産生の際に発生してしまう活性酸素も、ブドウ糖代謝に比べて30〜40%も少なくて済みます。

カラダにとってケトン体は、いわばハイオクガソリンのような動力源なのです。

生体のエネルギー通貨「ATP」とケトン体

ケトン体は、ヒトの代謝にとって非常に重要な「ATP」の材料にもなります。

ATPとは、あらゆる動植物の細胞の中にあり、エネルギーの貯蔵と利用にかかわる化合物。「生体のエネルギー通貨」とも言われています。このATPが不足することは、生命活動のありとあらゆる点に深刻な影響を及ぼします。疲労が蓄積したり、ひどい場合には日常活動すらできなくなったりします。もちろん脳にも大きな影響が及びます。脳は、重量ベースでは体重の2%ほどにすぎません。

しかし人間の消費するエネルギーの20%は、脳が消費しています。つまり、ATP不足によって体内のエネルギー不足が起こると、脳にも深刻な影響がもたらされるのです。

ATPは、ヒトのカラダの細胞内小器官ミトコンドリアで作られ、かつ消費されます。ヒトが1日に必要とするATPの量は、60〜70キログラム。単位の間違いではありません。なんと**ヒトの体重と同じぐらいのATPを、私たちは毎日、産生しながら使っている**のです。いかにエネルギー産生がヒトにとって重要な問題で、しかも効率的に行うべきものか、イメージできるのではないでしょうか。

ATPを作るための主な経路は2種類あります。

そのうちの1つは、瞬発的な運動を行うときに使うためのATPを産生する「無酸素系」という経路で、短距離走や激しいスポーツをするときなどに使われます。日常生活や長時間の運動で使うATPは、残りの1つ「有酸素系」という経路で作られます。脳の活性化にかかわるのも、主にこの有酸素系です。そして、有酸素系で作られるATPの主な材料はアブラ（脂質）です。良質なアブラが、有酸素系のATPのもととなるのです。

また有酸素系は、ATPを産生する際に時間がかかるかわりに、大量のATPを作り続けることができ、エネルギー供給において大変大きな役割を果たしています。

有酸素系によって体内のエネルギーが潤沢に使えるようになり、脳にもエネルギーが十分に行き渡ることで、脳が活動しやすくなります。有酸素系でたくさんのATPを作るためには、良質なアブラを取って、たくさんケトン体を作る必要があります。

カラダをケトン代謝にするためには、まずは摂取する糖質をいったん極端に減らすことが必要です。脳とカラダの燃料は、ブドウ糖とケトン体の2種だけ。カラダのエネルギー源となるブドウ糖が体内から減るとケトン体が増え、ブドウ糖が増えるとケトン体は減ります。ちょうどシーソーのような関係なのです。つまり、体内からブドウ糖を減らしてしまえば、代謝の際に必要となるメインの燃料がケトン体になり、カラダのエンジンをケトン代謝に切り替えることができるというわけです。

ケトン代謝になるまでの流れとメカニズム

ケトン食を始めてからケトン代謝になるまでにかかる時間には、個人差があります。ふだんブドウ糖代謝を中心にしている人がケトン代謝に変わるまでは、早い人で2～3週間、場合によっては数カ月かかる人もいます。一般的な傾向としては、若ければ若いほどケトン代謝になりやすいでしょう。

ヒトが赤ちゃんのときにケトン代謝で生まれてくるのはすでにお話ししたとおりですが、その後に糖質中心の食生活を送ってしまっていることで、私たちはブドウ糖をメインのエネルギー源とし、すっかりブドウ糖代謝の体質になっているのです。

このブドウ糖代謝の経路では、①食事から得られる糖質、②体内の糖質、③筋肉などのタンパク質、④体内の脂肪の順にカラダがエネルギーを消費していきます。

食事から得られる糖質は、食事を取るごとに補充されます。糖質制限や断食などで外からの糖質の補給が途絶えると、次に使われるのは体内にある糖質です。ブドウ糖はグリコーゲンという形で肝臓と全身の筋肉に貯蔵されており、これがエネルギーとして使われます。

ヒトの体内に貯蔵されているグリコーゲンは、肝臓に100グラム、全身の筋肉に400グラムほどあるとされ、計500グラム程度です。ブドウ糖（糖質）のエネルギー産生量は1グラムあたり4キロカロリー。すなわちカラダに貯蔵されているグリコーゲンをカロリーに換算すると、約2000キロカロリー。これは、男女平均した1日の必要カロリーとほぼ同じです。つまり、**食事から糖質を補給しなければ、ヒトは体内の糖質を1日で使いきって、空にしてしまう計算になります。**

体内の糖質を使いきると、まずカラダは筋肉にあるタンパク質（アミノ酸）を糖に変えてエネルギーとして消費し始めます（これを「糖新生」と呼びます）。さらにそれに遅れて、今度は体内の脂肪をケトン体にして消費し始めます。

ヒトは断糖をすると、3日ぐらいで体内から糖がすっかりなくなって、ケトン体がメインのエネルギー源になります。ファスティングや糖質制限などを実践して、ケトン体をメインのエネルギー源とする体質になるまでには、少し時間がかかります。食事の内容や体質、そのほかの条件などによって、その期間が変わると考えてください。

ケトン代謝への転換を促す便利アイテム

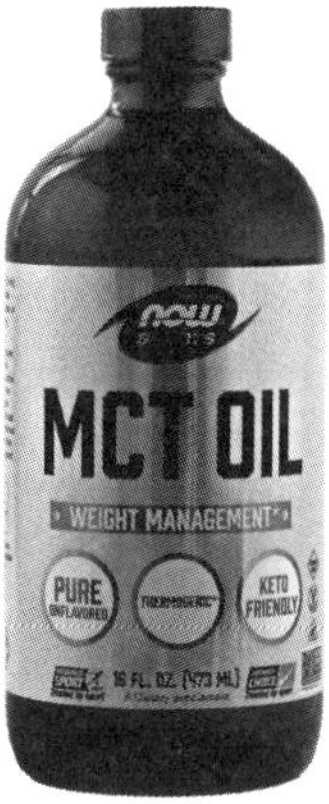

MCTオイル

ココナッツやパームフルーツなどヤシ科植物の種子に含まれる植物成分である中鎖脂肪酸（MCT：Medium Chain Triglyceride）は、長鎖脂肪酸に比べて分子の長さが短いため水になじみやすいことが特徴。MCTオイルは小腸から門脈を経由して直接肝臓に入り、分解される。

消化・吸収後の経路が異なるため、一般的な油に比べて約４倍も速く分解され、短時間でエネルギー源として活用されるため、ケトン体産生にはとても効率がいいオイルとされている。また体内に脂肪として蓄積されづらいので、ダイエットにも効果的なオイルとしても注目されている。

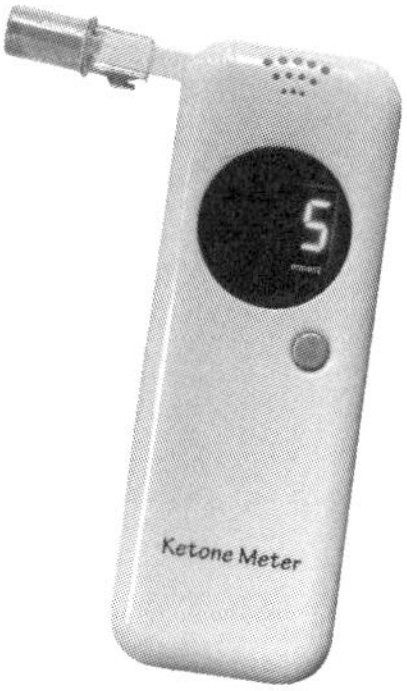

ケトンチェッカー

息を吹きかけることで呼気中のアセトン濃度が計測できるため、カラダがどのくらいのケトン代謝レベルになっているか測定することができる。メーカーによって測定値の基準が違うので、測定の際はメーカーのマニュアルを参照のこと。ネットの通販などで比較的安価に入手できる。

毎朝起きてすぐ、水分を取る前に計測し記録すると、体質の変化がわかりやすい。

2

「タンパク質30％以下、脂質60％以上、糖質10％以下」の栄養バランスにする

ケトン体質になるためには、摂取する栄養のバランスを、タンパク質30％以下、脂質60％以上、糖質10％以下にしてエネルギー源としましょう。

脂質（アブラ）はすでに述べたようにケトン体を作るもととなる材料。できるだけ食事から脂質を多く取るために、糖質は最低限に抑えるのが基本です。

なお、これは成人についての場合であり、成長期はカラダを作るためのタンパク質も十分に取る必要があります。

脂質は、タンパク質や糖質よりもエネルギー産生量が高く、1グラムあたり9キロカロリーのエネルギーを産生します。脂質をエネルギー源とすることで、効率的にたくさんのエネルギーが生まれ、活動的になることができます。

このタンパク質、脂質、糖質で3：6：1という割合を実現するために、私たちが1日あたりに食べるべきものの具体例を見ていきましょう。

まずタンパク質は、主に卵、肉、魚、乳製品で、1日に200グラム取るのが目安です。鶏卵としじみは良質なタンパク質であるとすでに述べました(鶏卵については後ほどくわしく説明します)。そのほか、肉は牛肉、豚肉、羊肉、魚はサンマなど青魚が豊富にタンパク質を含んでいるのはすでに述べたとおりです。

また脂質の目安は150～160グラムです。たとえばMCTオイル10ccで約9グラムになります。先ほど述べた肉、魚、チーズなどの乳製品の200グラム中にも、種類や部位にもよりますが50グラムほど脂質が含まれており、同時に摂取できます。

糖質はすでに目安を述べたように、1日あたりに食事で補うべき量は30グラム程度です。ご飯に換算して、茶碗半分ぐらいでしたね。

さらに栄養素ではありませんが、食物繊維もふんだんに取るようにしましょう。

糖質を制限するということは、つまるところ炭水化物を食べる量を抑えることです。炭水化物は、糖質と食物繊維が合わさったもの。炭水化物を取る量を減らすと、摂取される食物繊維の量も減ってしまいます。そのせいで便秘や下痢になりやすくなる人もいます。便秘予防だけでなく腸内環境にもプラスとなるので、食物繊維を意識的に取るようにします。

食物繊維は、野菜やきのこ類に多く含まれています。野菜はアスパラガスやブロッコリーや小松菜、ほうれん草など、根菜よりも青ものの方がおすすめ。根菜は糖質を多く含むものがあるため、あまり取りすぎない方がいいでしょう。

糖質の摂取量をできるだけ少なく抑える

なおこのタンパク質、脂質、糖質摂取の割合は、1日に必要なカロリーと各栄養が1グラムあたりに産生するカロリーの量から計算できます。糖質をできるだけ少なく抑えて、残りをタンパク質と脂質から取るのが基本です。

まずタンパク質から見てみましょう。1日に必要とされるタンパク質の目安は80グラム程度。ヒトが1回の食事で吸収できるタンパク質の量は除脂肪体重（キログラム）×0．7グラムと言われています。体重60キログラムで体脂肪率20％の人なら、除脂肪体重は48キログラム。この人が1回の食事で吸収できるタンパク質は、48を0．7倍した34グラム弱です。

つまり1日3食だとすると、最大でもどのみち100グラムぐらいまでしかタンパク質を吸収できないのです。タンパク質は、1グラムあたり4キロカロリーのエネルギーを生みます。タンパク質を1日あたり80～100グラム取るとすると、カロリー換算で320

〜４００キロカロリー。ヒトが１日に必要なエネルギーが２０００キロカロリーだとすると、これに対しては20%以下ということになります。

次は糖質です。ヒトが１日に必要とする糖質量は、１８０グラムとされています。

そのうち、体内で肝臓が１５０グラムほど産生してくれるので、１日あたりに食事から補うべき糖質量は本来、30グラムほど。これに多少、余裕を持たせて60〜１００グラムの糖質を取ったと仮定しましょう。糖質のエネルギー産生量は１グラムあたり4キロカロリー。つまり１日あたりの糖質のカロリーは60〜１００グラム×4カロリーとなるので、２４０〜４００キロカロリーとなります。ヒトが１日に必要とするカロリーの20%以下です。

残りを脂質（アブラ）で取ります。

タンパク質と糖質のエネルギーがそれぞれ20%以下なので、おのずと脂質は60%以上となります。脂質を取りすぎと思われるかもしれませんが、摂取した脂質はエネルギーとして消費され、使いきれなかった分は排泄されるので問題ありません。

脂肪酸は人間の主なエネルギー源。**日本ではいまだに「脂肪悪玉説」が根強く信じられていますが、欧米の医学会ではすでに主流だとは言えなくなっています。**こうした誤った常識も、そろそろアップデートするべきではないでしょうか。

脂肪はカラダにとって有益なエネルギー

脂肪（アブラ）＝悪でないことは、人類の進化を考えてもわかります。

人類の歴史の大部分において、私たちは飢餓の恐怖と闘ってきました。食料はいつでも簡単に手に入るというものではなく、貴重なものでした。つまり、狩猟や採集でやっと手に入れた栄養を効率よく体内に貯めておけるよう、私たちはプログラムされているのです。

糖質は分解されると、グリコーゲンなどの栄養素になって消費されます。ここで私たちのカラダは、消費しきれなかった余分な糖質を、糖質そのままで蓄えようとするのでなく、中性脂肪に変えて備蓄しようとします。なぜ脂肪にして蓄えようとするのでしょうか。それは脂肪酸の方が人間にとって安定的、効率的にエネルギーにできる栄養素だからに違いありません。実際に、脂肪酸が主なエネルギー源のときは、血糖値も低い状態で安定します。

その結果、糖質を摂取したときのような血糖値の乱高下がなくなって、食後の眠気もなくなります。**脂肪を燃料とするケトン代謝には、糖尿病や高血圧、肥満の防止、がんの発生率が抑えられる、メンタルが安定するなどの利点も挙げられます。**

やはり脂質は、人間にとって良質なエネルギーだと言えるのです。

3 糖質の過剰摂取をやめ、1日あたりの糖質摂取量を60グラム以下にする

ケトン代謝をカラダのメインエンジンとするためには、思いきった糖質制限を行う必要があります。目安は1日の糖質量の摂取を多くても60グラム以下にすること。

しかし、これをいきなり行うのは大変です。甘いものや麺類、ご飯やパンを食べたいという気持ちを抑えるのは難しいですよね。実際、糖質制限をしてみるとわかりますが、スーパーで売っている食べ物のほとんどが糖質、糖質、糖質です。しかし、まずは糖質制限を続けてみてください。そのうち、はっきりと効果が体感できるようになります。

まずは1日あたりの糖質量を具体的に把握する

糖質制限の初めは、食べてもいい糖質の量の上限を具体的に決めることです。私のクリニックでは、糖質制限をすすめている外来の患者さん1人ひとりに、こんな感じで具体的な

指示を出すようにしています。

「今回は、ご飯を1日1杯まで」

「6枚切りのパンを1日に1枚、2回に分けて半分ずつまで」

おやつも、おはぎなど甘いものをできるだけ減らさないといけません。「おやつはハイカカオチョコレート5枚（25グラム）か、ナッツを手のひら1杯まで」など、具体的な食べ物の量で伝えます。**1日に取っていい糖質の量を食べ物に置き換えて、何をどのくらい食べてもいいか把握しておくと、摂取量をコントロールしやすくなります。**

いずれにせよ、必要な栄養素としての糖質は根菜などからも十分に取れるため、炭水化物や甘いものについては基本的に避け、特別な日などの楽しみのために少しだけ食べてもいい、くらいに考えていたほうが、糖質制限を行う際には現実的かもしれません。

カラダに変化が訪れると習慣化しやすくなる

糖質制限を続けていると、カラダや感覚に変化が訪れます。感覚の変化の例としては、カラダが軽くなる、食後の眠気がなくなる、集中力が高まるなどが挙げられます。また、ぼんやりしていたのがよく喋るようになった、行動的になって外出が増えた、よく笑うようになったなどの変化も出てくるでしょう。

さらに、徐々に糖質を食べたいという欲求も少なくなっていきます。たとえば私は甘いものが大好きで、とくに粒あんには目がありませんでした。しかし、あんなに粒あんが好きだったのに、糖質制限を厳格に自らに課すようになってからは、前ほど食べたいと思わなくなりました。いまでも、おまんじゅうなどを見かけたりすると、甘いものへの記憶が呼び起され、無性に粒あんの入った和菓子を食べたくなることはあります。しかし、カラダが必要なものとして欲するような感覚は、もうありません。

こうして**精神的な糖質依存から脱却する兆しを感じられるようになれば、糖質制限を続けやすくなります。**カラダが徐々に糖質を必要としなくなってくるのです。

血糖値に影響しない1食あたりの糖質量は20~40グラムまで

糖質の取りすぎは、「グルコーススパイク」といわれる血糖値の乱高下や、さまざまな健康上の問題を引き起こします。しかし、1食の糖質量を20~40グラムまでに抑えれば、食事のあとの急激なグルコーススパイクを防ぐことができます。

私は厳格な糖質制限を行うなら、1日あたりに取ってもいい糖質は多くても60グラム程度までと考えています。これを3食で等分して取ると、1食あたりで20グラムずつ。この程度の糖質量であれば、グルコーススパイクは起こりません。

前述しましたが、ヒトのカラダが「食事から」取らなければいけない糖質量は1日あたり30グラム。どこまで厳格な糖質制限を行うかにもよりますが、**1日あたり30グラムから、多くても60グラム程度の糖質摂取量がひとつの目安になるでしょう。**ご飯の量でいうと、お茶碗で半盛りからふつう盛り1杯分程度までですね。

またケトン体質になるためには思いきった糖質制限が必要ですが、糖質の摂取をゼロにしてもいけません。赤血球や網膜、角膜などの細胞はケトン代謝ができず、ブドウ糖しかエネルギーにできないからです。ミトコンドリアのない細胞や、体内のきわめて少ない細胞においては、ブドウ糖しかエネルギー源にできないのです。

その意味でも、1日あたり30グラム程度の最低量の糖質は取るようにしましょう。根菜や調味料などにも思った以上に糖質が含まれています。まずは1日あたりに自分が取っている糖質量を把握するところから始めてみてください。

4 MCTオイル、グラスフェッドバター、オメガ3――毎朝の良質な脂質摂取で脳を活性化させる

良質な脂質（アブラ）とは、オメガ3など短鎖脂肪酸に分解しやすいアブラであるとすでに述べました。**朝に良質な脂質を取ると、脳を活性化させて1日のパフォーマンスを高めることができます。**オメガ3やDHAなどのサプリメントがよく知られていますが、忙しい朝はサプリメントなどから補助的に脂質を取ってもいいでしょう。

私は朝に取りやすい良質なアブラとして、MCTオイルやグラスフェッドバター、エキストラバージンオリーブオイルなどをおすすめしています。

「MCTオイル」はココナッツオイルやパームオイルから中鎖脂肪酸だけを抽出した食用油。「グラスフェッドバター」は牧草を餌にして飼育した牛の乳から作ったバターで、ほとんどが短鎖脂肪酸です。

いずれも、最終的には腸内あるいは肝臓で短鎖脂肪酸に変換されます。**短鎖脂肪酸は腸壁の腸内細菌と腸粘膜の保護作用があるほか、血中に入るとそれがすぐに脳に送られて、脳**

のエネルギーとしても使われます。つまり、脳のエネルギーに適した脂肪酸なのです。

朝のアブラはバターコーヒーが手軽でおすすめ

朝は「バターコーヒー」を飲むと手軽に良質なアブラを摂取することができます。バターコーヒーとは、コーヒーにMCTオイルとグラスフェッドバターを加えてよく攪拌《かくはん》した飲み物で、欧米のビジネスマンの間で大ブームとなりました。

ちなみに私は、仙台勝山館ココイルというメーカーの〈MCTコーヒークリーマー〉という飲みものを毎朝、飲んでいます。MCTオイル、グラスフェッドバター、ココナッツオイル、オーガニックギーを配合したもので、これらの良質なアブラを取る習慣をつけてから、脳やカラダの調子が良くなっていることを実感しています。

私は現在、クリニックで朝の8時半から午後1時半まで、約60人ほどの患者さんを診察しています。バターコーヒーを飲むようになる前は、ハードな診察時間の途中でどうしても眠くなったりしたものでした。

しかし今は、5分休憩を1、2回取るほかは5時間あまり、ぶっとおしで診察しています。

それでも疲れませんし、集中力が途ぎれることもありません。脳だけでなく、カラダのパフォーマンスも向上していることを感じます。

ご存じの方もいらっしゃるかもしれませんが、この「バターコーヒー」はシリコンバレーのエンジニアの間で「生産性が飛躍的に高まる」として爆発的に広がったものです。今ではすっかり一般に定着して、今もエンジニアたちには朝食がわりに飲まれています。良質な脂質がたっぷり入ったこのコーヒーで仕事の生産性がアップするというのは、医学的にも理にかなっています。私の実感とも合致します。

ちなみにバターコーヒーは、チベットのバター茶がルーツとも言われています。またモンゴルにも「ツァイ」というバター茶が存在します。チベットでもモンゴルでも、バター茶は寒冷地に暮らす遊牧民がカラダを温めながら活動するために飲んでいたものでした。私もモンゴルを訪れたことがあるのですが、現地では毎朝、温かいツァイを飲んでいました。モンゴルは1日のうちに四季があるとも言われ、朝と日中の気温差が非常に激しい土地です。そんなモンゴルの厳しい朝の寒さも、ツァイを飲んでいるとカラダが温まって、エネルギーがみなぎり、ほとんど疲れを感じませんでした。たしか、空腹感もまったく感じなかったと記憶しています。

揚げものと悪いアブラをなるべく避ける

脂質（アブラ）はカラダにとって非常に重要な栄養素ですが、良質なものに限ります。悪質なアブラは最低限に抑え、できるだけ避けるようにしましょう。

悪質なアブラはオメガ6。オメガ6は植物の種子から作られるアブラが多く、大豆油や紅花油、コーン油などがそれに該当します。そのほか、マーガリンやショートニングなどに含まれるトランス脂肪酸も避けたいアブラです。

古くなったアブラも良くありません。酸化している可能性が高いからです。お惣菜コーナーなどで売られている揚げものは悪質なアブラが使われている可能性が低いので、避けた方が賢明です。とはいえ私も、仕事上の付き合いで数カ月に1度ぐらいは串カツや天ぷらを食べることがあります。

これらを食べた翌日は、やはり体調が良くありません。

カラダの表面が熱くなっているような感じがして、寝起きも悪く、頭もぼーっとしています。時には、仕事中なのにうとうとしてしまうことも。ケトン代謝でエネルギーを回しているときのクリアな脳とは、真逆の状態になっているのです。

「悪いアブラ」がなぜカラダに悪い影響を及ぼすのか

「悪いアブラ（脂質）」の代表格であるトランス脂肪酸は、マーガリンやショートニング、それらを原材料とするパンやケーキ、揚げものなどの加工食品に含まれています。

私たちの体内に入ったトランス脂肪酸は、カラダや脳の細胞膜に入り込みます。細胞膜は、細胞の内側と外側の物質を調節する、大切な役割を果たす場所。この細胞膜にトランス脂肪酸が入り込むと、細胞膜が果たしていた大切な機能が低下してしまいます。また体内で活性酸素を発生させてしまい、炎症を引き起こしたり、細胞を酸化させたりする原因となります。

さらに、トランス脂肪酸は糖尿病の原因となるインスリン抵抗性を引き起こします。

また、**トランス脂肪酸によって、動脈硬化の原因となる悪玉コレステロール「ＬＤＬコレステロール」が増加、逆に動脈硬化を防ぐ善玉コレステロール「ＨＤＬコレステロール」が減少する**こともわかっています。トランス脂肪酸を摂取することで動脈硬化を誘発、進行させてしまうリスクがあるのです。

細胞や血液などに悪影響を及ぼし、脳の機能低下や生活習慣病を引き起こす原因になる悪いアブラを避けつつ、良質なアブラを積極的に取ることを意識してください。

Nutrition to maximize brain specs

半熟卵を3個、毎日食べる

5

私は「頭が良くなる食事」として、半熟卵を毎日3個食べることをおすすめしています。鶏卵は、プロテインスコアやアミノ酸スコアにおいて100点の良質なタンパク源です。体内で作ることができないすべてのアミノ酸を摂取することができるので、鶏卵はタンパク源として最適なのです。さらに、鶏卵には必須脂肪酸のα-リノレン酸という脂質が豊富に含まれています。脂質だけでなくタンパク質も豊富に取れる卵ですが、とくに半熟卵の状態で、1日3個食べるのがいいでしょう。

なぜ半熟の卵3個がおすすめなのか

まず、なぜ卵は半熟がいいのかお話ししましょう。卵の白身には「アビジン」というタンパク質が含まれています。このアビジンはタンパク質の吸収を阻害してしまうのですが、熱を加えて固まると活性が失われます。逆に黄身の方は、加熱することで構造が変化して、黄身に含まれる各栄養素の機能が損なわれる可能性があります。

つまり、卵の白身だけに熱を加えてアビジンを失活させ、黄身にはできるだけ火を通さず栄養を生かしておくのがベストというわけです。3個という数にも理由があります。タンパク質の量です。卵3個には約20グラムのタンパク質が含まれます。人間が一度に吸収できるタンパク質の量は除脂肪体重×0．7グラムぐらいまで。

成人の場合、計算すると1食あたりのタンパク質の摂取量は20～30グラムが上限です。卵3個だと、ちょうどそのぐらいになるんですね。さらにタンパク質は、過剰摂取すると腸内の悪玉菌が増えて腸内環境が悪化します。**1回の食事で、取りすぎない範囲で必要なタンパク質の量を摂取するには、卵3個がぴったり**なのです。

半熟卵を簡単に作る方法

ただ、意外に半熟卵を作るのは火の通し加減が難しく、熱を加えすぎて、どうしても黄身が完熟寄りになってしまったりするものです。そこで、簡単に半熟卵を作る方法をご紹介しておきます。

丼に卵を3個割り入れて、ラップをします。それを電子レンジに入れて、500ワットで90秒ほど加熱してください。たったこれだけで、ちょうどいい具合の半熟卵を作ることができます。出社前などの時間がない朝でも、さっと準備して食べられるので、忙しい社会人にもおすすめの方法です。

また、レンジで加熱するのではなく、どうしてもゆで卵にして食べたいという方は、次の方法を試してみてください。

鍋でお湯を沸騰させて、いったん火を止めます。冷蔵庫から出したばかりの鶏卵を、おたまなどでそっとお湯に入れます。ここで火を止めなかったり、直接手で入れたりするのは、殻にひびが入りやすいため、あまりおすすめできません。

鶏卵をお湯に入れたら再び火をつけて、お湯が沸騰した状態で6分間ほど茹でます。時間になったらすぐに冷水にあげて、今度はしっかり冷やしてください。これで、ちょうどいい具合の半熟のゆで卵が作れます。

もちろん鶏卵の大きさなどで火の通り具合が多少変わるので、ご自宅でちょうどいい加熱具合が見つかるまで、いろいろと試してみてください。

6 毎日の習慣――肉、魚、卵、アブラを摂取する

ここまでに見てきたように、肉と魚と卵、良質なアブラ（脂質）を食べることを習慣化しましょう。おさらいになりますが、肉なら牛肉、豚肉、羊肉、魚はサンマなど青魚を食べましょう。肉にも青魚にも、脂質がたっぷり含まれています。とくに青魚は、オメガ3の一種であるDHAやEPAが豊富です。

また卵は半熟がおすすめだともお話ししました。

アブラの重要性については、強調しすぎることはないので確認します。アブラには良質なものと悪質なものとがあり、カラダに必要なのは、とうぜん良質なアブラです。良質なアブラはオメガ3やオメガ9など、短鎖脂肪酸、中鎖脂肪酸を含むものです。

オメガ3を含むアブラの例は、アマニ油、エゴマ油、しそ油、DHA、EPA。オメガ9の代表例は、なんといってもオリーブオイルです。

なおタンパク質のことを考えると、補助的にプロテインを飲んだ方がいいのでは？　と思

うかもしれません。しかしプロテインはがっちりした筋肉をつけたい人だけが摂取すればいいものです。ボディビルダーのような筋肉をつけたいというわけでなければ、とくにプロテインを飲む必要はありません。

旧石器時代のヒトはタンパク質とアブラをエネルギー源にしていた

人類史的に見ると、ヒトは誕生から現在に至るまでのほとんどの期間、糖質をほとんど取らずに生きてきました。食糧として安定的に糖質を取るようになったのは、農耕が始まって小麦や米を食べるようになってからのこと。長年続いた狩猟・採集生活の時代は、タンパク質と脂質が人類の食生活の中心でした。

人類の誕生をいつからとするのか、いくつか学説が分かれるかもしれません。ひとまずサヘラントロプス・チャデンシス（猿人）がアフリカ大陸に現れたのが約700万年前、原人の誕生が約180万年前、ネアンデルタール人こと旧人の出現が20万年前、クロマニヨン人などの新人は4万年前に現れたとしましょう。農耕の始まりは、約1万年前とされています。

サヘラントロプス・チャデンシスの時代から比較すると、ヒトが穀物などの糖質を食物としてきた時期がどれだけ短い期間か、イメージできるでしょうか。

これは、人類がほとんどの期間、タンパク質と脂質を主なエネルギー源として活動してきたということです。言い換えると、ヒトのカラダというものはタンパク質と脂質をメインのエネルギー源とするようにプログラムされているということでもあります。

「1万年もの間、人類は糖質を取ってきたのだから、それがヒトにとって自然な栄養源なのだ」という考え方もあるかもしれませんが、むしろ**「ヒトのカラダは脂質とタンパク質を中心に700万年近くの間、過ごしてきた」と考える方が自然**でしょう。

日本にいたっては、（さまざまな学説があるようですが）稲作が大陸から伝わった縄文時代の後期から農耕が始まったとされています。それにしても、たかだか2300年くらい前の話です。つまり人類史的にみると、日本人がコメを中心にたっぷりと糖質を取るような食生活になったのは、ごく最近の話なのです。

もちろん、人類史において、農耕の誕生は革命的な出来事だったことは否定できません。爆発的な量のエネルギーを供給することができ、人口も飛躍的に増えたでしょう。

しかし人類にとって穀物食の歴史は非常に短く、ヒトのカラダがもともと穀物をメインの食糧にするように設計されているとは言いがたいのです。

Nutrition to maximize brain specs

7 頭が良くなるサプリメントの取り方

サプリメントは、ビタミン類とミネラル類を中心に取るのが栄養摂取の効率を考えるとおすすめです。その際、できるだけ足りない栄養をなくして、どの栄養も万遍なくしっかり摂取することが大切です。水溶性のビタミンなど、必要量以上を取ったとしても尿として排泄されるタイプの栄養の場合は、必要量以上に取るぐらいで問題ありません。

多め多めの摂取を基本姿勢にしましょう。

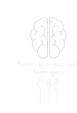

「ドベネクの桶」というたとえ

栄養バランスについては、「ドベネクの桶《おけ》」という有名なたとえがあります（「桶」ではなく「樽《たる》」にたとえて「ドベネクの樽」と呼ばれることもあります）。樽や桶は、木片を丸く組み合わせて作るものです。もしもその木片の長さが、どれかひとつでも均一でなかったらどうなるでしょうか？　不揃《ふぞろ》いの木片で作った樽や桶は、いちばん短い木片の高さより多くは水を溜めておくことができません。栄養と人間の成長も、それと同じ関係にあるというたとえです。木片の長さが栄養の量、水の量は人間の成長を表しています。人間は、もっとも少ない栄養量に合わせたところまでしか成長できません。つまり、どれかひとつでも足りない栄養を作らないことが大切だという考えです。

これは人間の成長という面だけに限らず、エネルギー産生や、さらには脳の活性化についても同じことが言えます。

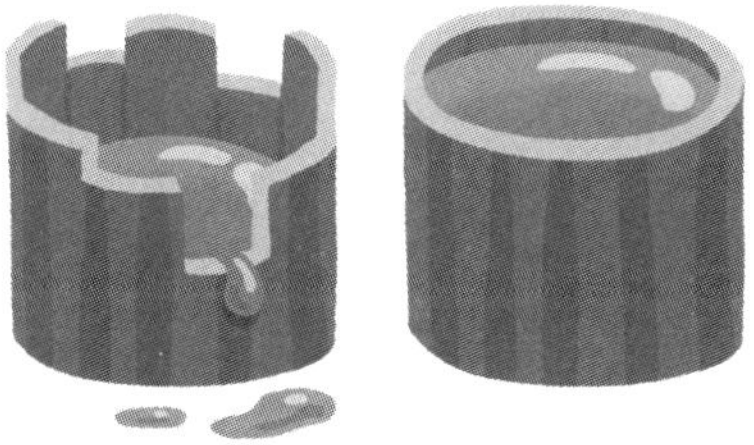

水溶性ビタミンは多めに取るのがちょうどいい

ビタミンＢやＣなどの水溶性ビタミンは、飲みすぎと感じるぐらい多めに取っておくことを推奨します。「メガビタミン」と呼ばれる考え方です（ただし、ビタミンＡなど脂溶性のビタミンについては、余剰分が体内に蓄積されるため、摂取量には注意が必要）。私たちが**ＡＴＰというエネルギーを産生するためのＴＣＡ回路を円滑に回すためには、十分なビタ**

ミンB群やビタミンCが必要なのです。

またビタミン類について、サプリではなく野菜から取ればいいのでは？　と考える方も多いかもしれません。しかし現代の野菜は、農薬や多毛作などの影響で土壌が疲弊しているため、含まれているビタミンやミネラルの量が昔に比べて減っていると言われています。ヒトにとって必要量のビタミンを摂取するには、野菜や果物からだけではとても足りないのです。

ミネラル類などの無機物についても、過剰摂取には注意しながら不足しないようサプリで補助的に取るようにしましょう。私のクリニックでは、治療の過程で血中の亜鉛の値を測定します。すると、亜鉛の濃度が基準値を超えている人は、50人に1人ぐらいしかいません。98%の患者さんが亜鉛不足ということです。**亜鉛はＡＴＰ産生などカラダの約３００の化学反応にかかわっているミネラル。**亜鉛が不足すると、ＡＴＰが作りにくくなります。脳のエネルギーのためにも、とうぜん亜鉛も補う必要があります。

鉄分を補うことでカラダやメンタルにも好影響が

私のクリニックでは、血中の「血清鉄」の濃度の検査と、鉄を貯蔵する働きをするタンパク質「フェリチン」の測定を行っています。ほとんどの患者さんが正常下限で、ギリギリ基準内に入っているような状況です。とくに女性は鉄分が不足しがちで、貧血など血液の問題に悩んでいる人も多いはず。

鉄も、ATPの産生に深くかかわっています。

ATPを生み出す回路であるTCA回路や電子伝達系を回すプロセスで十分な鉄がないと、ATPを産生することができなくなってしまい、カラダがエネルギー不足になってしまいます。貧血の人が疲れやすいのは、鉄分が少なく、エネルギー産生がうまくいかないからです。また**鉄には酸素を全身に運搬するという役割があり、脳に酸素を運ぶことで記憶力や学習能力を高く保つことにも一役買っています。**ただし前述のとおり、鉄の取りすぎはNG。検査のうえ、医師と相談して適切な摂取量を調節しましょう。

自分に合ったサプリメントの量を知るためには、実際に飲んでみることがいちばんです。飲む量を変えてみて、量に応じて体調がどうなるかを見てみてください。疲れにくい、夜まで元気に働けるなどの効果が得られる量が自分に合った量だと言えます。

とくにビタミンの必要量には個人差があります。ぜひとも自分の体感を大切に、適量を把握するようにしてください。

Nutrition to maximize brain specs

8 脳のスペックを最大化する1日の献立例

ここまで、脳のスペックを最大化するために必要な栄養の種類や、代謝などについて解説してきました。おすすめの食材にも触れました。ではより具体的に、毎日の献立をどのようにしているか、私の例を挙げてみることにしましょう。

ケトン代謝になるための1日の献立例

朝は食事がわりにバターコーヒーを1杯、飲んでいます。脳にすぐ届くエネルギーとして、MCTオイルとグラスフェッドバターをコーヒーに溶かして、良質なアブラ（脂質）を朝からしっかり取るようにしています。もちろん、ご飯やパンは食べません。

次に昼食は、タンパク質と脂質がメインです。だいたいいつもはサラダチキンとチーズ、ナッツなどを食べています。ここでも糖質はまず取りません。

夜はふつうに和食などを食べています。ただし最近は、ご飯を食べない日の方が多くなりました。食べたとしても、茶碗に軽く半分程度です。うどんやパスタなどの麺類、パンなどもごくたまにしか食べません。糖質や小麦を食べると、眠気にかなり襲われてしまうからです。眠気に襲われるのは、血液中に大量のインスリンが分泌されている証拠。小麦を食べると、寝落ちしてしまうこともあります。

じつは以前、日曜日だけ「ブドウ糖解禁日」というルールを試したことがあります。しかしこれだと、翌日の月曜日の調子が非常に悪くなってしまうのです。**せっかくケトン代謝で回っていたカラダが、糖質摂取によって崩れてしまう**のを実感します。やはり糖質は、ごくごく必要最小限の摂取に抑えておくべきだと再確認できました。

空腹時間が大事――食事と食事の間の時間はやや長めに

なお、ヒトは1日3食、食事を取らなければならない理由はありません。むしろ空腹な方が、ケトン体が出やすいということもあります。一定時間、食事を断つ「ファスティング」を行うときでも、12~18時間ほどの長さで断食の時間を作るとその効果が高まります。ファスティング中の固形物の摂取はNGとされていますが、液体であればアミノ酸（タンパク質）あるいはオイルを取ってもいいという意見もあります。

アメリカのオバマ元大統領が、1日1食しか取らないと話題になったことがあります。ビル・ゲイツも小食と言われています。日本でも、1日1食を実践している大企業の社長もいるようです。**空腹は、脳とカラダにいいのです。**理由は2つあります。

まず短時間の断食により、体内のグリコーゲンがエネルギー源としてきっちり消費されきることが挙げられます。グリコーゲンが使い果たされると体内は飢餓状態になり、ケトン代謝に移行します。つまり空腹状態が続くとケトン代謝を起こしやすくなるのです。

また消化器を休ませられることも理由です。その結果、食物の消化に使われていたエネルギーが、老廃物の排出や臓器の疲労回復に使われます。腸内環境も整います。良好な腸内環境のもとでは栄養の吸収も良くなり、エネルギー産生にもプラスです。

私は、朝は固形物を取らずにバターコーヒーを飲んでいますが、これもプチ断食のような効果を発揮しているかもしれません。固形の食べ物ではないので消化器の負担も少なく済み、ファスティング中に飲んでも効果的なのではないかとも考えています。

調理方法はあまり気にせずに、加熱のしすぎにだけ注意

また調理方法について、焼く、煮る、揚げる、蒸すなどいろいろな調理法があります。このうち、脳のスペックを最大化する観点からは、「揚げる」調理法は避けたほうがいいでしょう。揚げ物はアブラを大量に使うため、良質なアブラより安価なアブラが使われがち。すなわち、「揚げる」調理法は悪質なアブラを取ってしまう可能性が高いのです。揚げる以外であれば、みなさんのお好きな調理方法でいいと思います。

もう1点、半熟卵の黄身についてお話ししたように、食物の加熱のしすぎも注意が必要です。食物を加熱しすぎると、栄養の構造が変わってしまい、食材に含まれている栄養を最大限に摂取できなくなる可能性もあります。とはいえ食材によっては、加熱しないと衛生上のリスクもあります。食中毒の予防は、細菌を「つけない」「増やさない」「やっつける」の3点が基本とされます。加熱することは、細菌を「やっつける」ことに該当します。

これら2点を考え合わせると、基本的には**加熱を最小限に抑えつつ、食材そのものの味が楽しめる生に近い状態でいただく調理法がベスト**でしょう。

9 ダイエットから糖尿病やがんの予防まで――「頭が良くなる食事」のさまざまなメリットとは

これまで述べてきたように、ケトン食こそが「頭が良くなる食事」です。体内でケトン体を産生することで、脳やカラダにさまざまなメリットが得られます。この章の最後に、ケトン食のメリットについてまとめておきましょう。

クリーンで効率のいいエネルギーを大量に産生する

ケトン食によって、カラダにとってクリーンで効率のいいエネルギーが潤沢に得られます。ケトン食によって作られるケトン体は、細胞内で複雑な手順を踏む必要なしにスムーズに細胞に入り込むことができ、効率のいいエネルギー源となります。

さらに、ケトン体をメインのエネルギー源にすることによってカラダに悪影響のある活性酸素の発生を少なく抑えることができます。活性酸素は脳やカラダを老化させる原因になる物質。この活性酸素の発生を最小限にしてくれるわけですから、ケトン体はカラダにとってまさにハイオクガソリンのようなエネルギーだと言えます。

またケトン食は、脳機能と脳細胞（ニューロン）を健全な状態にしてくれます。ブドウ糖代謝に比べて脳の炎症や酸化ストレスが軽減されるため、認知症（アルツハイマー病等）になるリスクが下がり、さまざまな精神疾患の症状が改善される可能性があるとの研究もあります。

またケトン代謝になることで、あらゆる活動のエネルギーのもととも言える「ＡＴＰ」を大量に産生することができます。

脳は、カラダの中でもとくに大量のエネルギーを消費する器官です。脳は神経伝達物質を活発に活動させたり、新しい脳内神経ネットワークを構築するために大量のエネルギーを消費しているのです。

つまり、**ＡＴＰを大量に産生できるケトン食にすることで、新しい神経ネットワークが構築されやすい環境になる**ということです。これが記憶や判断など、脳の活動にとって非常に有益であることは言うまでもありません。食事の内容を変え、ケトン体をメインのエネルギーにすることで、脳やカラダが持っている潜在的な機能をフルに活用できるようになります。

ダイエットにも非常に有効なケトン食

インターネットで「ケトジェニックダイエット」と検索すると、かなりの数のページがヒットすると思います。ケトジェニックダイエットとはその名のとおり、カラダをケトン代謝にすることでやせるというダイエット法です。**ケトン体は脂肪酸から作られるので、ケトン体の生成時に体内の脂肪を消費します。この作用によって体内の中性脂肪が減り、体形もすっきりスリムになる**というわけです。

高血圧や肥満は、糖質の過剰摂取による中性脂肪の蓄積が主な原因です。体内で中性脂肪を増やすのは糖質。つまり摂取する糖質を抑え、良質な脂質の摂取を増やすケトン食は、中性脂肪の蓄積を抑えて高血圧や肥満になりにくくする食事法なのです。

ケトン食を始めてブドウ糖代謝からケトン代謝に移行するとき、体内に貯蔵されているグリコーゲン（糖質）が消費されます。グリコーゲンは体内に約500グラムあり、1グラムのグリコーゲンは4グラムの水を保持しています。グリコーゲンがなくなるとその水もなくなるため、ケトン代謝に移行できれば結果的に少なくとも2キログラム程度の体重を減らすことができます。その逆に、お酒を飲んだ後にラーメンを食べるなど、糖質を暴食したあとにむくみを感じることはないでしょうか？ それは糖質と水分が結合して体内に溜まっている状態になっているからなのです。

腸粘膜の状態が良くなって免疫力が向上する

ケトン食を実践することによって、免疫力も向上すると言われています。じつは体内の免疫細胞の70％は腸に集中しています。ケトン食は腸に有益な効果をもたらしますが、その結果、全身の免疫力にもプラスに働くのです。解説しましょう。

食事をケトン食に変えると、腸内で酪酸が作られるようになります。短鎖脂肪酸である酪酸は、腸内細菌によって作られます。酪酸はカラダのエネルギー源となるほか、腸の粘膜の炎症を抑えて正常化させるという働きもあります。腸の粘膜の炎症は、腸もれとも言われる「リーキーガット症候群」を引き起こし、さまざまな疾患を引き起こす原因になります。

しかし**ケトン食にして腸内の酪酸が増えることで、腸の粘膜の炎症が抑制されます。すると腸の粘膜の間からアンテナのように出ている免疫細胞がスムーズに機能するようになり、その結果、免疫機能が高まる**のです。実際私は、ここ4～5年ほど、風邪ひとつひいていません。それも、ケトン食に変えて以来です。

ビタミンの補給を十分に行っていることも大きいとは思いますが、この免疫力のアップは良質なアブラを取ってケトン代謝になり、腸内環境が改善されているあらわれだと思っています。

生活習慣病やがんの予防にも

ケトン代謝になると血糖値が下がり、インスリン抵抗性も改善されます。

つまり、ケトン食は糖尿病などの生活習慣病の予防には最適な食事法だと言えます。また**ケトン代謝になることで善玉コレステロールが増えて悪玉コレステロールが減るため、心疾患のリスクも軽減される**という研究もあります。

さらに、がんの発生も抑制すると言われてます。じつは、がん細胞のエサはブドウ糖。**糖質制限を行い、ケトン食に食事を変えることで、がんに関連する因子を減らし、がんの発生率を低減させる作用がある**のです。

食事をケトン食に変えると脳の機能が高まり、さまざまな健康上のメリットが得られます。ぜひ糖質制限食から始めて、徐々にケトン体質へのシフトを実践してみてください。

第5章

さらに脳のパフォーマンスを最大化する「10の技術」

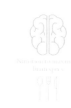

1 いつも違う道を歩く、新しい趣味を始める――脳は飽きっぽくて新しいことが好き

脳には「飽きっぽいけれど、新しいことが大好き」という特徴があります。なにか新しいことを始めると、それが脳の刺激になって脳が活発に活動し始めるのです。脳に刺激を与え続けることは、脳のパフォーマンスを高めるための第一歩になります。ただし、なにか新しいことを始めるといっても、より脳が活発に活動するためには大事なポイントが2つあります。それは「安心感」と「楽しさ」です。

「安心して行えるちょっとした冒険」が脳を活性化させる

なにか新しいことを始めましょうと言っても、そもそもその「新しいこと」を安心して行えるかどうかがポイントです。また、自分にとって完全に未知なことよりも「なんだかちょっと目新しいな」くらいの行動のほうが、ほど良い好奇心が生まれて、脳にとってちょうどいい刺激になります。

たとえば、毎日の通勤に使っている道があるとします。慣れ親しんだ道を歩いているだけですから、もちろん脳にとってはあまり刺激になっていません。ぜひちょっと冒険心を出して、「いつもと違う道」を通ってみましょう。ただし、完全に知らないルートを通る必要はありません。よく通っている慣れ親しんだ道から1本脇道に入ってみる、少しだけ遠回りしてみる、などがいいでしょう。戻ろうと思えば戻れて、だいたいの位置がイメージでき、迷う心配もない道を歩くことがポイントです。

このぐらいなら「ここにこんなお店があるんだ」「あの角を曲がると、ここに出るんだ」など、ちょっとした冒険を楽しむことができます。**ちょっとした冒険を毎日自分に少しずつ課すことで、脳が活性化し、脳のパフォーマンスを高めるトレーニングになる**のです。

これは、仕事の進め方などにも応用が利きます。

たまにちょっと作業の手順を変えてみたり、新しいやり方を取り入れてみたりすることで、脳は新鮮さを覚え、刺激を感じることができます。毎日をルーティンワークで回さず、ちょっとした目新しい行動を取り入れることをぜひ意識してみてください。

不安を感じずに脳に新しい刺激を与える

ただし、斬新すぎることや、自分がまったく知らないことをいきなり始めようとするのはあまりおすすめできません。好奇心よりも不安や危険を感じる気持ちが強くなると、脳は本来のパフォーマンスを発揮できなくなるのです。

実際、まったく知らない道にいると、私たちはどこか不安を感じ、落ち着かないものです。周囲の街並みへの好奇心よりも、むしろ不安感が上回るのではないでしょうか。これは、脳があまりにも新しい状況を受け入れるのを拒んでいるためです。

ヒトの脳のこうした傾向は、いろいろなケースで起こります。たとえば、アインシュタインによって相対性理論が発表されたときの話がそうです。相対性理論は、発表された当時、すぐに研究者たちや世間に受け入れられたわけではありません。あまりにも斬新な理論すぎたため、学会からはすぐに受け入れられず、何年もかけてやっとその正しさが実証され、ようやく受け入れられるようになったのです。

アインシュタインは相対性理論の発表後、ノーベル賞を受賞していますが、じつはこの受賞も相対性理論ではない論文に対してのものでした。ノーベル賞の受賞当時でさえ、まだまだ相対性理論に好意的な意見ばかりではなかったと言われています。つまり、学問の世界ですら、完全に斬新かつ革命的な考えを前にすると思考停止し、それがちゃんと理解されるまでに相当な時間がかかってしまうのです。

これは、あまりにも新しいことを目前にするとそれを受け入れられず、拒否反応を示してしまうという脳に特有の傾向があるためです。こうした脳の拒否反応は、不安や恐怖心に起因するものだとも言えるでしょう。いくら斬新で革新的なアイディアでも、どこかで安心できる要素がないと、脳は興味を持って活動してくれないのです。

「ワクワクすること」で脳は本来のスペックを発揮する

脳は、自分が楽しいと思えることには強い興味を示します。未知の対象に好奇心を抱くためには、**どこかで「これ、楽しいな」「これ、好きだな」「これ、気持ちいいな」という感情が芽生えないと、脳は関心を示してくれない**のです。ですから、私は患者さんになにか新しい趣味を勧めるにしても、もともとその人が興味を持っていたり、関心がありそうだったりすることにチャレンジしてみるよう、アドバイスしています。

脳は、ある行動に対しての結果として、楽しさや喜びを認識すると、好意的に反応します。脳内の「報酬系」と呼ばれる神経ネットワークに、ドーパミンという神経伝達物質が放出され、これが活力ややる気の源となるのです。**脳の本来のスペックを維持し、そのパフォーマンスを最大限に発揮するためには、実現したら嬉しいこと、行動したら楽しいと感じられることを日々の行動のなかにどんどん取り入れる**といいでしょう。

新しいことにチャレンジし、ワクワクしたり、(不安を感じずに)ドキドキしたりすることが、「頭を良くするためのトレーニング」になるのです。

ただし、ヒトの脳は、新しいことが好きであると同時に、サボることを好むという相反する習性も持っています。昨日までのやり方を、別のやり方で行おうとすると、脳がそれを拒むのです。脳には、保守的で頑固な側面があります。毎日、決まった手順でしか仕事をしたくない、職場までの道順はいつも同じルートを通りたい、食後はボーッとテレビを眺めるのが日課になっている……こういうルーティンを守っているうちは、脳は活発に働くことをせず、のんびりとサボっていられるというわけです。

トレーニングをしていないと、使わなくなった筋肉が落ちるように、脳も使わないでいると、その能力に衰えがきてしまうのは言うまでもありません。

2

「他者と楽しく会話する」は最強の脳トレ

他者と会話することは、脳を活性化させる最良の方法のひとつです。たとえば初対面の人と話すとき、私たちはどこか緊張しています。相手のことがよくわからないため、こちらの発した言葉に対して相手がどう反応するか、予測不能だからです。

じつはこうした場面で、脳は最大限に活性化しています。相手の返事を聞き逃さないよう、相手の表情を見落とさないよう、認知機能をフル回転させ、相手の反応を予測しようとしているのです。そのため、会話をしている間ずっと、脳の最大活性がずっと続くことになります。これが脳にとって非常にいい刺激になるのです。

会話で脳内が活性化される

ヒトは誰かと会話しているとき、さまざまな神経や筋肉を使っています。会話とは、あらゆる認知機能を駆使して行う、一種の運動です。

私たちは他人と会話をする際に、まず聴覚を使って相手の話していることを認識します。そして、耳でキャッチした音声の情報を、意味のある言葉として脳の中で理解します。その次はこちらが話す番です。理解した内容をもとに、口を使って相手に言葉を発します。

さらに視覚を使って、自分が発した言葉によって相手がどういう表情や反応をするか、情報を得ようとします。**会話とは、こうした複雑な認知と行動の繰り返しであり、かなり多くの脳機能を使用して成り立っている行為**なのです。

私たちは会話をする際に、それを瞬時にこなしているわけですが、こんな複雑な作業は、脳を最大に活性化しないと続けることができません。ただ誰かと会話するだけで（とくに初対面の人と会話することで）、脳は非常に活性化されるのです。

コミュニケーションの機会が減るほど、認知症のリスクが上がる

認知症の症状のひとつに、コミュニケーション能力の低下があります。コミュニケーション能力は、誰かとコミュニケーションする機会が減るほど、低下するといわれています。独

居老人のほうが、家族と暮らしている高齢者よりも認知症のリスクが高い、というのは、なんとなくみなさんも腑《ふ》に落ちるのではないでしょうか。

コロナ禍の感染予防のため、他者との接触の機会をできるだけ避けるように言われていた頃のことです。私のクリニックに通院している認知症の患者さんたちも、人と会う頻度が減り、認知症がさらに進んでしまうおそれがありました。

そこで、あえて患者さんたちに通院の頻度を高めるようにしてもらい、できるだけ認知症の進行予防に努めてもらうようにしたことがありました。それだけ、**誰かと会ってコミュニケーションをとるということが、脳機能の維持にとって大事**だということです。

なじみの場所で知らない人と話す、久しぶりに家族や友だちと話す

ちなみに、脳を活性化させるための会話の相手としていちばん効果的だと私が考えているのは、「顔なじみで親近感はあるけれど、あまり話をしたことがなく、適度に緊張感をもって話すことができる異性」です。ある程度、相手の素性がわかっているという安心感と、「あの人、どんな人なんだろう？」という好奇心、その両方を抱けるような相手が、脳内ホ

ルモンの分泌バランスから考えるとちょうどいい話し相手なのです。もし会社の同僚や、同じ部署にそういう人がいれば、ぜひ話をしてみる機会を作りましょう。

あるいはまったく知らない人でも、いつも通っているなじみの飲み屋さんでたまたま隣に座った人などは、「未知の他者でありながら安心できる空間で話せる相手」だと言えます。まさに脳機能の活性化につながる話し相手です。

さらに、家族や友だちなど旧知の人でも、久しぶりに会って話すような場面では、安心感と新鮮さの両方を感じるでしょう。

いずれの場合においても、安心感と好奇心の両方の感覚を持ちながら他者とコミュニケーションが取れているときは、脳内でドーパミンやノルアドレナリン、セロトニンが活発に分泌されていることになります。

ドーパミンとノルアドレナリンは意欲や活力を高める役割を担い、セロトニンは精神を安定させたり、頭の回転を良くして直感力を上げたりする作用があり、これらは互いに関連し合って脳機能を活発化させる役割を持っています。

ほど良い距離感の他者とコミュニケーションを取ることで、これらのホルモンが適切なバランスで分泌されます。**楽しくて刺激のある会話こそ、理想的な脳トレ**なのです。

3

「マルチタスク」を習慣化する、会社以外の集団に所属する

「マルチタスク」を習慣化することによっても、脳のパフォーマンスをさらに高めることができます。ここで言う「マルチタスク」とは、同時に2つ以上の動作を行うという意味ではなく、2つ以上のプロジェクトなどを同時並行的に進めるという意味です。

私たちはこうしたマルチタスクを行うことで、脳に適度な負荷をかけています。そして、与えられたタスクを処理するために脳が本来のスペックを発揮しようとするのです。

人間が同時に行うことができるタスクの数は、年齢別に大まかな目安があります。30歳までは5つのタスクを同時進行でこなすことが可能だとされています。しかし40歳で4つ、50歳で3つと、10歳プラスするごとに同時に処理できるタスクは1つずつ減っていき、70歳になると1つになると言われています。

しかし、私たちは**意識してマルチタスクに取り組むことで、この処理能力の低下を遅らせて、若い頃のままの脳機能を維持することができるようになります。**

Wワークや副業が脳機能の向上にプラスな理由

たとえば、普段の本業にプラスして、本業とは別の仕事をするなどのWワークをしてみたり、二足のわらじを履いて副業収入を得たりすることは、脳機能のアップという観点から見ても非常に有効です。

もし可能であれば、もうひとつの仕事は、お金のためでなく、自分の興味や関心のあること、やっていて楽しいと思えることだと、なおいいでしょう。趣味を収入につなげたり、得意なジャンルの知識を生かして仕事にできないか、ぜひ検討してみましょう。初めはお金にならなかったとしても、将来的にそれが収入源になるようであれば、脳にとってはさらにプラスです。**報酬が得られると、まさに脳は報酬系と呼ばれる神経ネットワークを満足させるために、必死に活動しようとする**からです。

最近は、自分のスキルで稼ぎたい人とスキルの持ち主を探している人とをマッチングしてくれるようなウェブサービスもあるようです。ネットでそういったページを見ていると、「こういうスキルや知識が仕事になるのか」と驚かされることがあります。

現代は、以前だったら思いもよらないようなスキルや知識が求められているのです。自分ではお金になるとは思ってもいなかったことが、じつは誰かのニーズを満たしたり、お悩みごとを解決して、それがさらに収入源になったりするかもしれませんよ。

会社以外の新しいコミュニティーに参加する

複数のプロジェクトに参加するということは、新しい人間関係の輪ができて、コミュニケーションの場が増えるということでもあります。職場や家族とは別のコミュニティーに所属するのは、脳にとってもちろんいい刺激になります。

新しい習いごとを始めたり、趣味のサークルや地域活動、ボランティアなどに参加したりしてみましょう。習いごとや趣味なら、同じ領域に関心があるメンバーが集まっているぶん共通点があり、きっと安心感を覚えるでしょう。

地域活動も近隣の人の集まりなので、すでに知人が参加していたり、共通の友人がいたりするかもしれません。それも過度な緊張感をほぐす要素になります。

お子さんがいる場合は、ＰＴＡ活動などのほか、学校によっては学校行事やイベントのサポートなどを行う保護者のグループもあります。子ども向けのスポーツチームにコーチとして参加するのもいいでしょう。同年代の子どもがいるという共通項があるぶん、親近感をもって所属することができるでしょう。

いつも通っている会社とは違うコミュニティーに属して同じ目標を共有し、その仲間と一緒にそのゴールに向かって楽しみ、あるいは勝利の達成感を味わう。このとき、私たちの脳内では、会社員としてひとつの組織に所属していたままでは使えていなかった神経ネットワークが作動し始めています。

逆に言うと、同じ会社組織で毎日同じようなルーティーンワークを続けるということは、それだけでスリープした脳神経ネットワークのある部分を、眠らせたままにしているということでもあります。

もちろん、Wワークの実践も、新しいコミュニティーへの所属も、不安や恐怖、脅威など、ストレスを感じるようなら逆効果です。

ただし、適度な緊張感は脳にとって良いストレスになりますが、**脳は「脅威」を排除しようとし、「報酬」を与えられることを好みます。**無理は禁物です。脳機能を活発にし、普段からそのパフォーマンスをベストな状態にするためには、なにごとも「楽しんでやれるかどうか」がポイントになるのです。

4

ギャンブルが脳のパフォーマンスを高める――人間同士のゲーム「麻雀」が最高の脳トレに

依存性が取り沙汰されたりしてネガティブな面が強調されがちなギャンブルも、うまく脳トレとして取り入れると脳のパフォーマンスを高めることに役立ちます。

ただし、ギャンブルならなんでもいいというわけではありません。脳機能を高めるギャンブルは、とくに人間を相手にして対戦するタイプのもの。私が脳機能の向上に最適であると考えるギャンブルは、麻雀です。ほかにも、ポーカーやブラックジャックなど、人間が相手のもの、いわゆる対人ギャンブルが効果的でしょう。

人間相手のギャンブルは、勝つために相手の表情を読んだり、相手の意図や真意を推し量ったりする必要があります。ときおり垣間見える細かなヒントを頼りに、自分が勝つように、相手を勝たせないようにゲームを進めていかなくてはなりません。

このとき、私たちの脳の機能はフル回転しています。**対戦相手の頭の中を読もうとする行為には、前頭葉を刺激するための要素が揃っており、これはまさに最高の脳トレです。**

ゲームというコミュニケーションをはさんで、判断力や思考力など、さまざまな脳の機能を鍛えることにもつながります。

機械相手のギャンブル「パチンコ」は脳機能の低下を招く

麻雀は、相手の捨て牌を見てどんな手を作っているのか読むゲームです。

相手の方も手の内がわからないよう、捨てる順番を工夫したり欲しい牌に似た牌をあえて捨てたりして、カムフラージュします。さらに自分の表情やしぐさ、声の調子、そういったところにあらわれる動揺や興奮を隠そうとするのがふつうです。

それでもアガリを目指してあらゆる気配から相手の意図を総合的に読み取ろうと、脳は認知機能をフル回転させます。

そもそも麻雀のルールは複雑なので、頭を使ってルールを理解し、覚えなくてはゲームに参加できません。アガッたときの点数計算も毎回違うので、アガるたびにお互いの手を見て計算しなければなりません。もちろんそのときにも脳の機能は活性化します。

判断や思考のほかに、手先も使って脳を刺激もしています。盲牌（※指の腹で牌の図柄をなぞり、牌を見ずにその感触だけでどの牌か識別すること）をすれば、指先の感覚も研ぎ澄まされます。自動の卓でなく自宅などで手積みする場合は、並べた17個×2列の牌を両手すべての指のバランスを取りながら一度に持ち上げなくてはいけません。

しかし機械が相手のギャンブルでは、このような脳の活性化は期待できません。たとえばパチンコ。昔の台は1発ずつレバーを弾いて打っていたので、手や指先の感覚が必要でした。今の台は、ハンドルを回した状態に固定しておけば玉を打つことができます。もちろん微妙な調整があるのでしょうが、1発ずつ弾いて打つほど手の操作感覚は必要ではないのだろうと思います。私はパチンコはやりませんが、おそらく台の前に座ってパチンコを打っているときには、頭がボーッとしているのではないでしょうか。

それは、脳の一部しか使っていない証拠です。

すでに述べたように、**私たちは脳の一部しか使わない状態になると、脳は多くの部分を使う必要がなくなり、サボろうとします。**脳が、いわばスリープ状態に陥ってしまうのです。

また競馬も麻雀のように結果を予測するギャンブルですが、相手の表情や手の内を読むわけではないので、麻雀とは少し事情が違います。しかし競馬を見ているときはついつい興奮してしまうもの。ドーパミンなどが分泌されて脳の刺激にはなります。適度な範囲でできるなら、それはそれでいい面もあると思います。

いずれにしても、どのギャンブルであれ楽しめる範囲でやることが大前提です。余裕がなければかえってストレスになりますし、勝ち負けにこだわりすぎるとギャンブル依存症に陥ってしまう可能性もあります。脳トレのために始めたはずなのに、やる気を失う結果になってしまったり、身を滅してしまったりするようなことになれば、まったくもって本末転倒です。あくまでゲームとして楽しむ範疇《はんちゅう》にとどめておきましょう。

その方が脳のためにも、健全な社会生活を営むためにも有益です。

人間相手のゲームは脳機能を高める

ギャンブル以外にも、人間を相手に対戦するゲームや競技は、同じように脳の機能を高める脳トレになります。たとえば囲碁や将棋です。オセロや五目並べ、トランプなどでも良いでしょう。

これらのゲームは、相手の手の内や表情を読むという要素があるため、前頭葉の活動を活発にさせることができます。ギャンブルには抵抗がある人も、人間同士の対戦型ゲームであれば始めやすく、楽しめるのではないでしょうか。

ただしゲームが脳のトレーニングになるからといって、すべてのゲームが脳に有益であるというわけではありません。

とくに機械相手のゲームは、表情を読んだり、手の内の駆け引きをしたりという心理戦の要素がありません。おそらく、コンピューターと対戦する場合には、人に対して行うような「認知し、推理し、判断する」といった、お互いの表情を読み合うようなゲームの醍醐味は感じられないのではないかと思います。

その意味でも、私はやはり人間同士での対戦をおすすめします。囲碁や将棋などは趣味のサークルがあるので、参加されてみるのもいいかもしれません。

また身近な人とトランプをするのは、意外に楽しいもの。それまで気づいていなかった駆け引き上手な側面や、戦略的な性格を発見できたりします。

人間の仕草や表情に含まれる情報量は、非常に膨大なもの。これらを認知、判断しようとするだけで、脳の活性化につながります。

ぜひゲームをする際は、他者とのコミュニケーションの要素を交えたもので楽しむようにしてみてください。

5 「音読（リーディング）」と「書き写し（トランスクリプション）」で脳が活性化する

書かれた文章を声に出して読む「音読（リーディング）」と、書かれた文章を手で書き写す「書き写し（トランスクリプション）」も、脳の活性化につながります。

どちらも脳の複数の機能を使う必要があり、かつ2つ以上の動作を同時に行うため、脳にとって非常に良質な刺激になるからです。

脳と目と耳を同時に使って音読する

音読は、まず文字を目で見ることから始まります。つまり視覚を使います。その次は意味を考えて言葉として把握（理解）しなくてはなりません。そして、その言葉を口や喉を使って音声化します。さらにその音声を耳で聞いて、正確に発声できているかどうか判断します。音読とは、これら一連の動作をほぼ同時に行いながら読み進めていく複雑な作業なのです。それなら黙読だって大差ないだろう、と思う方もいらっしゃるかもしれません。しかし、「声を出す」という作業が入るかどうかで、使っている脳の場所が大きく変わります。

言葉を実際に声に出すためには、目で文字を追うのとは別の脳の部分を使います。

ここに、口を動かしたり、喉を震わせたりといったフィジカルな動作もさらに加わります。

音読とは、脳やカラダのいろいろな部分を同時に刺激することができる、いわばマルチタスク的な作業なのです。

書き写しは脳と目と手を同時に使って活発化させる

書き写しについても同様です。まず文字を見て、意味を考えて、言葉として把握するところまでは音読と同じ。そして認識した言葉を、音声ではなく文字として書くことでアウトプットしていきます。このとき、手を動かすという動作を同時に行い、かつ文字を目で追いながら書き写すため、目も運動しています。

さらに書き写しは、感覚器官だけではなく、脳内の記憶を司る部分も活性化させます。私たちがなにかを書き写すとき、たとえば「わ」「た」「し」「は」と1文字ずつ認識していることはないでしょう。だいたいの方は、「わたしは」とワンフレーズでまとめて認識し、書き写すはず。人によっては、もっと長い文章でまとめて認識、記憶し、それを文字として書き写しているかもしれません。

ともかく、ある程度まとまったフレーズごとに記憶して書き写すのがふつうです。この書き写しには記憶というプロセスが加わるため、じつは記憶力のトレーニングにもなっています。初めは1単語ずつでもいいのですが、慣れてきたら少しずつ、長くまとめて書き写すことにチャレンジしてみましょう。

書き写しを行う際は、それぞれの好きな文章を選んでください。もし迷うようであれば、新聞のコラムがおすすめです。文章量も長すぎずコンパクトですし、文章の構成もしっかりしていて、自力で文章を書くときの参考にもなります。また時事的なニュースを知ることにも役立ちます。もちろん知識のアップデートにも最適です。

私のクリニックでは、書き写しを音読しながらやってもらっています。

音読と書き写しの両者を組み合わせることによって、**目で見る、脳で認識する、手を動かすだけでなく、音声を口から発して聞くという動作も加わります。これら一連の作業によって、認知機能のほとんどすべての部分をトレーニングすることができる**からです。

まだある「手書き」のメリット

　このように、手書きはいろいろな脳の機能を使うことができる作業ですが、なにかを記録する方法としても自由度が高く、パソコンなどのデジタル機器を使って記録するよりも脳の活性化には圧倒的に効果があります。何気なく手書きでメモをとっていることが、脳のパフォーマンスを高めるためのトレーニングになっているのです。

　メモしたり、なにかを書き出したりするときには、とくに意識しなくても途中から図式化したり、表に書き換えたり、因果関係があるものや共通点のあるものを丸でくくったり、線を引いたりしますよね。そのとき、脳はいろいろな部分を機能させながら複雑な思考をしています。私はよく「メモ魔になれ」といろいろな人に話していますが、それはこういう理由があるからです。

　音読、書き写しとともに、声に出す、文字を書くというアウトプットを伴う作業です。実際にやってみるとわかりますが、意外に声に出して読んでいるとつかえてしまったり、文字を書いていると漢字が思い出せなかったりということがよくあります。とくに多いのが漢字の「ど忘れ」。現代はパソコンやスマホを使って文章を作成するのが当たり前になりました。もちろん、そのおかげで私たちはさまざまな恩恵を得ているのですが、その反面、さまざまなことを機械任せにしてしまい、以前だったらできたことができなくなったりしています。漢字の「ど忘れ」はその最たる例のひとつでしょう。

音読も、書き写しも、衰えた脳の能力を取り戻すために非常に有益です。単に話したり書いたりする能力を鍛えるだけでなく、脳内にしまっていた記憶を呼び覚ますきっかけとしても役立ちます。脳が持つさまざまな機能と機能を円滑につなげ、脳神経のコンビネーション能力を高めるトレーニングにもなります。

私のクリニックで認知症と診断された患者さんでも、こうしたトレーニングを実践している人は、高齢になっても脳の機能をかなり長い間、良好な状態で維持できています。

もちろん認知症でない人も同様です。

現役世代で忙しく、個別のトレーニングの時間を取りにくい人でも、日頃から声に出して読んだり、手を動かして書くことを日常に取り入れるだけで、脳機能の向上には非常に効果的です。ぜひ会議中の発言をメモしたり、書類のチェックをするときなどは声に出して読んでみたりしてください。そういった細かい積み重ねが地道に脳を刺激して、時間が経つほど大きな差となってあらわれるはずです。

6 「筋トレ」が脳の機能も成長させる

脳のパフォーマンスを向上させるためには、食事と運動はセットだと考えてください。

食事でしっかり栄養を取りつつ、運動を行うことでその栄養をカラダや脳に行き渡らせることがポイントです。ここまでは主に食事について解説してきたので、この章では運動のお話もしてみましょう。

脳を進化させる原動力「ＢＤＮＦ」

筋トレや適度な有酸素運動を行うと、脳内で「ＢＤＮＦ」（脳由来神経栄養因子）という物質が分泌されます。ＢＤＮＦは神経細胞を成長、再生させ、神経ネットワークを構築しやすくしてくれる働きがあります。もっと言えば、**ＢＤＮＦは脳を成長させてくれるホルモン**でもあり、人類の誕生以来、ヒトの脳を進化させる原動力となったホルモンと言っても差し支えないほどです。BDNFが適切に分泌されると、新たな脳内の神経ネットワークが構築されやすくなり、学習や記憶などを司る脳の機能のアップにつながるのです。

「神経の可塑性《かそせい》」という表現があります。

脳はその構造において常に柔軟に変化しており、もし脳にトラブルがあったときも、もともとあった状態を維持、修復しようと働くことを指す言葉です。

BDNFは、新しい脳内神経ネットワークを作るとき、この神経の可塑性というプロセスにもひと役買っているのです。

私の知人のドクターの話をしましょう。彼は過去に脳梗塞になり、右脳の2／3を失ってしまいました。しかし回復期リハビリ治療後、脳機能障害もなく、それまでと同じように生活していますし、外科医でもあるので仕事として手術もしています。

それがなぜできるのかというと、神経の可塑性によって脳内のネットワークが元のようにつなぎ直されたからです。右脳の2／3が使えなくなっても、その部分が担っていた働きを維持するために神経ネットワークのつなぎ替えが起こり、驚くべきことに以前と同じように機能しているのです。

こうしたヒトの脳の回復力を考えると、脳にとってリハビリやトレーニングがどれだけ大切なものか、わかるでしょう。リハビリは、脳内の神経のつなぎ替えを促進するための手段でもあるからです。

以前は、脳梗塞になった患者さんはしばらく安静にさせ、できるだけ休ませるようにしていたのですが、最近の医療では翌日にはリハビリを始めます。

脳の一部を失った直後の方がBDNFが大量に分泌されているため、脳内で神経のつなぎ替えがされやすくなっているからです。

そして脳梗塞でなくても、BDNFを分泌させることによって同じような効果を得ることができます。その方法が筋トレと有酸素運動、そして後述する「骨振動」です。

筋トレは筋肉だけでなく脳も成長させる

筋トレをすると、筋肉から「マイオカイン」という物質が分泌されます。マイオカインは筋肉から分泌されるホルモンの総称です。**筋トレを行うと、マイオカインに刺激されて、海馬や前頭葉でBDNFが分泌され、神経ネットワークの再構築を助けてくれます。**

私のクリニックに治療に来ている患者さんでも、治療の一環としてきちんと筋トレをやっている方は、顔つきが変わってきます。目の表情がしっかりしてくるのです。

効果的に筋トレを行うためには、下半身中心にトレーニングをするといいでしょう。私たちの全身の筋肉の2／3が、下半身に集中しているからです。筋トレの具体的なメニューとしておすすめなのは、スクワット。1日に10回×3〜5セットほど行うようにしましょう。あるいは「20秒間ほど筋肉を緊張させて10秒間緩める」を3セットほど行うのも取り組みやすいと思います。

また、ふだん座り仕事の人は、30分から1時間に1回、机のまわりを中腰で歩くだけでもカラダにとっていい変化が期待できます。


もう少し本格的なメニューとしては「ＨＩＩＴ《ヒット》」が挙げられます。

これは限界ギリギリの高負荷の筋力トレーニングと、インターバル（休憩）をそれぞれ20〜30秒前後、交互に複数回行うもの。ただし負荷が高いため、活性酸素が多く発生してしまう可能性も考えられます。

1回あたりの負荷を軽くしたり、筋トレとインターバルのセットの回数を減らしたり、トレーニングを行う頻度を週2〜3回程度に抑えたりするといいでしょう。

7 「適度な有酸素運動」も脳の機能を高める

また、適度な有酸素運動もＢＤＮＦの分泌に効果的です。筋トレもそうですが、有酸素運動を行うと脳の血流が良くなるというメリットもあります。血流の改善が脳やカラダの機能の向上にとって有益なのは本書でも何度か触れました。この血流の改善とＢＤＮＦの分泌とが相まって、さらに脳のスペックの最大化に寄与します。

有酸素運動を行う際のメニューとしては、20〜30分の軽めのジョギングを週3回ほど行うのが目安となります。ただし、息切れするような激しすぎる有酸素運動はＮＧです。過度なトレーニングでは、体内に発生する活性酸素の量が増えすぎてしまうのです。

有酸素運動のエネルギー源は、ほとんどがＡＴＰです。ＡＴＰを作る電子伝達系には4つのコンポーネントがありますが、そのどれもが活性酸素にとても弱いというウィークポイントがあります。そのため、ハードな有酸素運動を行うと、ＡＴＰの生産量が激減してしまうことに。また**活性酸素の発生はカラダを酸化させて老化の原因になるだけでなく、脳細胞にダ**

メージを与えて、認知症の原因となる可能性もあります。有酸素運動を行う場合は、軽く汗ばむ程度の適度なものにするようにしましょう、適度な有酸素運動であれば、体内に入った細菌やウイルスを撃退する免疫機能の向上に役立つという研究結果もあります。

適切な有酸素運動の強度は計算で求められる

有酸素運動の強度の基準は、厳密には心拍数で考えます。

まず自分の年齢の最大心拍数を知ることから始めます。最大心拍数は、まず220から自分の年齢を引いて求めます。50歳なら220マイナス50で、170です。この数値に0・7をかけた値が最大心拍数で、ご自身にとって適度な有酸素運動の心拍数です。50歳なら120前後、60歳なら110前後ということです。

この心拍数になるくらいの負荷でトレーニングするのが適切な強度の有酸素運動と言えるでしょう。

また、ご自身の経験に基づいて適切な強度や運動量を把握してみてください。「翌日に疲れが残らない」というのが適切な運動量のひとつの目安になります。

脳にいいことはカラダにもいい、カラダにいいことは脳にもいい

脳の機能やパフォーマンスをアップさせることは、体力維持、美容、メンタルの安定などともつながります。どれもカラダの細胞に働きかけるプロセスだからです。

たとえば認知症とは、脳のスペックが衰えてしまった状態であるとも言えます。この流れに逆らう手段は3つしかありません。運動、食事、薬物療法です。

そして、このなかでいちばん続けやすいのが運動と食事。投薬は認知症の進行を遅らせることはできますが、完治させることまではできません。

しかし運動と食事は、ある程度、認知症の症状を改善することができます。

私は、うつ病の治療においても、行きつくところ運動と食事か、薬物治療かの二者択一だと考えています。同じ期間、栄養療法と運動療法、薬物投与を行ったとして、両者の効果はそれほど変わりません。それならば、人間にとっては、適切な運動や食事をする方が、より自然な治療方法なのではないかと思います。もちろんこれは、認知症やうつ病でない人の脳機能にとっても当てはまることです。

まさに適度な運動と食事こそが、脳とカラダのパフォーマンスを高めてくれるのです。

8 「骨振動のある運動」でオステオカルシンを分泌させる

「骨振動」が脳とカラダのアンチエイジングに効果的だということをご存じでしょうか。

たとえば1日5分、約500回の縄跳びをすることも、脳とカラダを若返らせてその機能を高める有効な方法です。縄跳びをすると、かかとを通じて骨にトントンという振動が伝わって、負荷がかかります。骨にこの負荷がかかると、骨そのものが強くなるとともに、オステオカルシンという「骨ホルモン」が分泌されます。

近年、この**骨ホルモンが老化の抑制、そしてカラダや脳の機能アップにかかわることがわかってきた**のです。

縄跳びは、着地するたびに足の裏にカラダの重さがかかるトレーニングです。足の裏に振動を与えられると、全身の骨にもその振動が伝わります。つまり、縄跳びは効率良くオステオカルシンを分泌させることができるトレーニングなのです。

本来は、着地時にかかとに負荷をかけるとさらに効率がいいのですが、かかとから着地すると、足首や膝を痛める可能性があります。かかとを地面につけないようにして、つま先で着地するのは連続して飛び続けるのには適していますが、骨振動という観点からはちょっと効果が下がる可能性があります。足の裏全体で着地できるならそれが折衷案になるので、ぜひ試してみてください。

なお多くの大人は、小学校や中学校以来、縄跳びをしたことなどほとんどないでしょう。やってみるとわかりますが、実際にやってみると、おそらく初めは想像よりもきついと感じるはずです。跳び方によっては、膝だけでなく腰を痛めるかもしれませんので、ご自身の運動能力に合わせて慎重に行ってください。

じつは縄跳びじたいは、腰痛の解消や足腰の鍛錬にも向いているトレーニング。せっかくの効果を得るためにも、徐々にカラダを慣らしながら、とにかく続けることを目指しましょう。

縄跳びをすると分泌される「オステオカルシン」の正体

骨を振動させたり骨に力を加えたりすると、骨芽細胞から骨ホルモンこと「オステオカルシン」という物質が分泌されます。**オステオカルシンは「若返り物質」「若返りホルモン」と**

も呼ばれており、骨以外の部分にも作用します。骨芽細胞でオステオカルシンが分泌されると、その一部が血液に流れます。これがBDNFの分泌を促し、新たな脳神経ネットワークを構築し、脳の機能を高めます。筋トレや有酸素運動はホルモンを介してBDNFを分泌させますが、骨振動もそれは同じです。

脳のパフォーマンスを高めるオステオカルシン

またオステオカルシンは、血糖値を抑制したり、動脈硬化を予防したりするほか、肥満を予防するなどの働きをすることが研究によって示唆されています。

さらに、脂質と糖質の両方のエネルギー代謝を活性化させるという研究もあります。どの作用も、脳やカラダのパフォーマンス向上に非常に役立つのは言うまでもありません。

骨は、ただカラダを支えるだけでなく、骨から分泌されるホルモンによって生命維持や脳機能に対して重要な役割を果たしていることが最近になって判明しつつあります。たかが縄跳びと思われるかもしれませんが、そのベネフィットはまだまだ計り知れません。ぜひ1日5分の縄跳びでオステオカルシンの働きを活性化させましょう。

9

「精神的ストレスを減らす」ことが脳のアンチエイジングに直結する

脳のアンチエイジングのためには、精神的なストレスを減らすことも非常に重要です。職場や家庭の人間関係など、自分のストレスのもとをなくすことができない場合は、ストレスを発散させる方法を用意しておくことがポイントになります。

精神的なストレスは、脳内物質の適切な分泌を妨げて、脳のパフォーマンスを低下させてしまう原因になります。ストレスを上手に取り除くことができれば、脳のパフォーマンスが向上し、脳にとっていい状態を維持できるようになります。

ストレスはセロトニンの分泌を抑制してしまう

脳を若々しく活発な状態に保つためには、セロトニンとドーパミン、ノルアドレナリンの3つのホルモンが、脳内でバランス良く分泌されていないといけません。しかし、精神的なストレスにさらされていると、それらのホルモンの分泌が抑えられてしまいます。その結果、脳は活力を失い、さまざまな脳機能が低下することとなります。

精神的なストレスを感じる状態が続くと、まず脳内の「幸せホルモン」ことセロトニンが枯渇してきます。それに伴って、三つ巴《どもえ》で機能していたドーパミンとノルアドレナリンの2つのホルモンも不足してきます。これら3つのホルモンには、どれか1つの分泌が少なくなると、ほかの2つも減ってしまうという特徴があるのです。

セロトニンは、自律神経である交感神経と副交感神経のバランスを取る機能も担っています。そのため**セロトニンが不足すると、交感神経と副交感神経のバランスがうまく取れなくなり、交感神経優位の状態になります。**

交感神経が慢性的に優位のとき、ヒトは脳やカラダが緊張した状態になり、血流が悪くなったり、腸内環境も悪化したりします。結果として、それが老化の原因にもつながっていくのです。長い期間、精神的なストレスにさらされた状態にあることが、人間にとってどれだけカラダにダメージを与えるか、みなさんにまずは知っておいてほしいと思います。

逆に人間はリラックスしているとき、たとえば笑ったあとなどは、血流が良くなって、カラダと脳に十分な血液が行き渡るようになります。親しい友人と笑いながら会話するなりしてリラックスしたあとには、血のめぐりも良くなり、脳のパフォーマンスの向上が期待できるというわけです。

またドーパミンは意欲や活力を生むホルモンです。

たとえば、好きだった趣味をやろうとしても、うつ状態にあるとまったく楽しいと思えなくなります。それは端的に、脳内でドーパミンが不足しているからです。ドーパミンが適切に分泌されていると、私たちはモチベーションが湧き出て活動的になります。集中力がアップし、性格もポジティブになるなど、脳のさまざまな機能を活発にします。

ノルアドレナリンも、適切な量が分泌されるときヒトの意欲や向上心の源となります。想像力が豊かになり、新しい仕事のアイディアなども生まれるでしょう。ちなみに、短期間のストレスであれば、このノルアドレナリンが対処してくれます。

ストレスの根本原因がなくせなくても「発散」すればいい

ストレスの原因を取り除いたり、ストレスを避けることができるようになれば、セロトニン、ドーパミン、ノルアドレナリンがバランス良く分泌され、リラックスしながら活力のある脳の状態を維持することができます。脳のスペックが新たな代謝によって常に最新版にアップデートされ、それが結果としてメンタルの安定にもつながるという好循環を生むのです。

しかし、仕事上の人間関係が原因のストレスなど、すぐに取り除くことが難しいタイプのストレスもあるでしょう。

こうした場合は、まずストレスを発散させための気分転換を行うだけでも効果があります。好きな趣味に没頭したり、会社以外のコミュニティーに参加するなどして、積極的にストレスを発散させるべきです。

また、セロトニンの原料となるタンパク質（トリプトファン）を食事から取ったり、日光を浴びたり、適度な運動を行ったりすることも、セロトニンの分泌のために欠かせません。

現代人は屋内で過ごすことが多く、しかも座り仕事中心だと、どうしても運動不足になりがちです。なんだか最近うつっぽい、ふさぎ込みがちでやる気が出ないと感じたら、脳内のセロトニンの枯渇を疑ってみてください。

すぐにはできないかもしれませんが、仕事をやめたり、学校を休んだりすることもひとつの選択肢です。ストレスの原因をできるだけ取り除き、意識してセロトニンを増やすための行動をとることで、脳のパフォーマンスを本来の状態に戻すことができます。

10

脳を老化させる「退屈なルーティンワーク」「刺激のない毎日」を避け、好奇心旺盛になる

毎日の生活のなかでなんらかの刺激を受けると、私たちの脳内ではドーパミンという神経伝達物質が分泌されます。快感や多幸感をもたらすドーパミンからはノルアドレナリンが合成され、このノルアドレナリンが分泌されると脳が覚醒し、意欲や興味関心といった情動を高めます。これらの神経伝達物質の分泌にともなって、セロトニンも分泌され、ドーパミンやノルアドレナリンが暴走しすぎないよう作用します。

セロトニンは心の落ち着きと精神的な安定をもたらす神経伝達物質。これらの脳内ホルモンが、私たちの情動にメリハリをつけ、日々に活力を与えてくれているのです。

逆に言うと、**ルーティンワークばかりで刺激のない毎日を送っていると、脳内の神経伝達物質の分泌が省エネモードになってしまいます。**いわば「脳のスリープ状態」です。脳がスリープ状態になると、脳にとってはエネルギーを消費せずに済むので、その状態に安住しよう

としてしまいます。脳は刺激を受けて活発に動くことを好むいっぽうで、サボることも大好きなのです。こうして脳がスリープ状態に入ると、脳内で使われなくなるネットワークが増え、脳は全体として機能低下します。結果として脳内物質の分泌量も少なくなり、脳にとって負のサイクルが強化されてしまうのです。

「刺激のない毎日」は脳機能の低下を促進する

認知症を発症してしまった患者さんの話を聞いていると、やはり刺激のない生活を送ってきた人が多いと感じます。具体的には、型にはまったことが好きで、自分の決めた日課以外の新しいことを始めたがらない人です。周囲への関心が低く、メディアからの情報に対しても受動的で、あまり刺激を求めないという傾向があります。

私のクリニックでは、認知症の進行を止める治療の一環として、まずは「なにか自分が本当に楽しめること」を見つけてもらいます。しかし、これが初めはなかなかできないのです。なにか楽しめることを探すことにも、気力が必要だからです。

意欲や興味関心を司る脳内物質であるノルアドレナリンが少ないと、いわゆる「気力」

がない状態になります。こういう脳の状態のまま歳を取ると、だんだん人に会うのも億劫になって、家にこもりがちになります。ますます人とコミュニケーションをとる機会がなくなり、刺激のない生活が強化され、さらに家から出ない生活に……と、脳にとって悪いサイクルが回り出してしまうのです。

しかし、なんとかして「好きなもの」を見つけてくれたらしめたもの。ここからは脳のスペックが好転していく第一歩です。

当クリニックの患者さんの例を挙げましょう。40代で脳梗塞になり、左半身不随になってしまった患者さんがいました。初めて受診されたときは、かなり自暴自棄になっており、怒りっぽく、また抑うつ傾向が出てしまい、気力もほとんど感じられない状態でした。

ただ話を聞くと、もともと囲碁が好きだったとのこと。そこで囲碁を再開してみるように指導し、パソコンで囲碁を始めてもらいました。やはり本人が好きなことですから、やっていて楽しいのでしょう、1日の大半をパソコンに向かって囲碁をして過ごすようになったのです。1日中、自分の好きなことだけに没頭しているわけですね。

その結果、怒りっぽかった傾向が改善され、徐々に明るくなってきて笑顔が増えるようになりました。また気力も充実し始めたのか、奥さんとの会話もぐっと増えたのだそうです。今となっては「ゆくゆくは碁会に出向いて対戦したい」とまで言っていますから、意欲もどんどん高まってきているのでしょう。まさに私たちは、**好きなことに没頭することで、脳内のホルモンバランスを好転させられる**のです。

「自分が楽しいと思えることをする」と脳は若返る

これは、脳の機能に問題がある患者さんに限った話ではありません。誰でも、好きなことや楽しいことに取り組めば、脳はその機能をフルに活動させて没頭します。このとき、私たちは集中力や好奇心、意欲が高まったゾーンに入っています。

脳内では、ドーパミン、ノルアドレナリン、セロトニンがバランス良く分泌されています。普段から**これらの脳内物質がバランス良く満たされている人は、認知機能も高まりやすく、脳のコンディションもいつも最適な状態で、さまざまな能力を発揮することができる状態が続きます。**脳の老化予防はもちろん、脳のスペックを高めることにもつながるのです。

脳を若返らせる最高の方法とは、自分にとって楽しいことを発見することです。どうか、まだまだ続くあなたの人生を、存分に楽しみながら過ごしてほしいと切に願っています。

特別付録

- 主な食品の糖質量
- 主な食品の食物繊維量
- 「頭が良くなる食事プログラム」献立例

主な食品の糖質量

食品名	量	糖質量
白米	150g（茶碗小1杯）	55.2g
6枚切り食パン	60g（1枚）	26.6g
うどん（ゆで麺）	250g（1玉）	52.0g
そば（ゆで麺）	200g（1玉）	48.0g
ラーメン（生麺）	120g（1玉）	64.3g
スパゲッティ（乾麺）	80g（1食分）	57.0g
さつまいも	100g（中2分の1本）	30.3g
じゃがいも	100g（小1個）	16.3g
かぼちゃ	120g（8分の1個）	20.5g
キャベツ	45g（葉1枚）	1.5g
大根	170g（5分の1本）	4.6g
玉ねぎ	180g（中1個）	13.0g
砂糖	9g（大さじ1）	8.9g
大豆（乾燥）	100g	11.6g
絹ごし豆腐	150g（2分の1丁）	2.6g
納豆	40g（1パック）	2.2g
バナナ	100g（1本）	21.4g
りんご	250g（1個）	35.3g
柿	180g（1個）	25.7g
鶏卵・全卵	50g（1個）	0.2g
ナチュラルチーズ・カマンベール	20g	0.2g
どら焼き	100g（1個）	55.6g
ウスターソース	18g（大さじ１）	4.7g

参考：『日本食品標準成分表 2015年版　文部科学省 科学技術・学術審議会 資源調査分科会 編』（政府刊行物：独立行政法人 国立印刷局発行）

小麦、米などの穀物類は全体的に糖質量が多い。野菜のなかでは、いも類、根菜類に糖質量が多く含まれる。葉野菜は糖質量が少なく食物繊維も取れるため、積極的に食べたい。

主な食品の食物繊維量 （可食部100gあたりの食物繊維量）

食品名	食物繊維量（100gあたり）	食品名	食物繊維量（100gあたり）
大豆（乾燥）	17.9g	れんこん	2.0g
生おから	11.5g	キャベツ	1.8g
糸引き納豆	6.7g	しらたき	2.9g
絹ごし豆腐	0.4g	さといも	2.3g
黒きくらげ（ゆで）	16.3g	さつまいも	2.2g
生しいたけ	4.6g	じゃがいも	1.2g
えのきだけ	3.9g	玉ねぎ	1.5g
ぶなしめじ	3.5g	ブルーベリー	3.3g
エリンギ	3.4g	白米	0.3g
グリーンピース	7.7g	玄米	1.4
ゴボウ	5.7g	そば	2.0g
アボカド	5.6g	コーンフレーク	2.4g
ブロッコリー	5.1g	角形食パン	2.2g
えだまめ	5.0g	全粒粉食パン	4.5g
オクラ	5.0g	ひじき（ゆで）	3.7g
にんじん	2.8g	春雨	1.5g
ほうれんそう	2.8g	寒天	1.5g
なす	2.2g	もずく	1.4g

参考：文部科学省『日本食品標準成分表2020年版（八訂）』

野菜やきのこ類は、一般的に生の状態よりも加熱調理をした方が一度に多くの食物繊維を摂取できる。食物繊維量が豊富な豆類、きのこ類、海藻類などを使ったメニューを積極的に取ったほうがいい。

「頭が良くなる食事プログラム」献立例

DAY 1 脂質（アブラ）とタンパク質をできるだけ摂取する日

朝

アボカドは脂質が多い食材。オリーブオイルと一緒に食べて、良質なアブラをたっぷり摂取する。				エネルギー	タンパク質	脂質	炭水化物	
							糖質	食物繊維
サラダ	アボガド	1個	96g	262.0	3.5	26.2	1.3	5.6
	ゆで卵	2個	100g	152.0	12.9	10.0	0.4	0.0
	チーズ	2本	50g	120.0	13.6	11.4	1.8	0.0
	オリーブオイル	大さじ1	12g	111.0	0.0	12.0	0.0	0.0
バターコーヒー	コーヒー、バター、MCTオイル	1杯	150ml	141.0	0.3	14.6	0.0	1.1
朝食合計				786.0	30.3	74.2	3.5	6.6

昼

オートミールにお茶漬けの素を入れお湯を注ぎ、サバ缶を入れて混ぜれば出来上がり。サバのオートミール雑炊は低糖質で高タンパク。DHA、EPAといった良質なアブラも同時に摂取できる。			エネルギー	タンパク質	脂質	炭水化物	
						糖質	食物繊維
オートミール	オートミール	30g	114.0	4.1	1.7	17.9	2.8
	お茶漬の素	3g	7.5	0.3	0.0	1.6	0.0
	サバ缶水煮	90g	171.0	18.8	9.6	0.2	0.0
昼食合計			292.5	23.2	11.3	19.7	2.8

夕

豚肉と好きな食材を入れて、キムチ（発酵食品）と一緒に摂取。発酵食品に含まれる善玉菌を摂取することで腸内環境を整え、脳にもいい影響（腸脳相関）を。締めのご飯や麺はできるだけ控えるようにしたい。			エネルギー	タンパク質	脂質	炭水化物	
						糖質	食物繊維
豚キムチ鍋	豚肉、白菜キムチ、豆腐、ニラなど	1人分800g	553.0	35.5	28.6	24.2	8.4
夕食合計			553.0	35.5	28.6	24.2	8.4

	エネルギー	タンパク質	脂質	炭水化物	
				糖質	食物繊維
1日トータル	1631.5	89.0	114.2	47.4	19.7

DAY 2 「とにかく手軽に」脳のスペックを最大化するための食品を取る日

朝

タンパク質が取れるヨーグルトと脂質（アブラ）が取れるナッツの組み合わせ。善玉菌を含むてんさいオリゴ糖をかけて食べやすくし、腸内環境も整える。				エネルギー	タンパク質	脂質	炭水化物	
							糖質	食物繊維
ヨーグルト	ギリシャヨーグルト	プレーン/砂糖不使用	100g	99.0	10.2	4.3	4.9	0.0
	素焼きミックスナッツ	1人分	25g	164.0	4.5	14.6	2.8	1.9
	バナナ	1本の半分	40g	34.2	0.4	0.1	8.6	0.4
	てんさいオリゴ糖	大さじ1	15g	44.3	0.0	0.0	8.2	3.5
ゆで卵		1個	50g	76.0	6.5	5.0	0.2	0
バターコーヒー	コーヒー、バター、MCTオイル	1杯	150ml	141.0	0.3	14.6	0.0	1.1
朝食合計				558.5	21.9	38.6	24.7	6.9

昼

脳のスペックを高めるため食事の最高峰。忙しいときや、とにかくお手軽に食事を済ませたいならシンプルに脂質とタンパク質を摂取できるこのメニューを。			エネルギー	タンパク質	脂質	炭水化物	
						糖質	食物繊維
サラダチキン		80g	90.4	17.2	1.2	1.7	0.0
チーズ	2本	50g	120.0	13.6	11.4	1.8	0.0
マカダミアナッツ	10個	144.0	1.7	15.3	1.2	1.2	0.0
昼食合計			212.1	46.1	13.8	4.7	0.0

夕

ローストビーフは市販のものでOK。温野菜は好きな野菜を電子レンジでチン。温野菜のオリーブオイルは、にんにくオリーブオイルにアレンジしてよりおいしく。				エネルギー	タンパク質	脂質	炭水化物	
							糖質	食物繊維
ローストビーフ			80g	156.0	17.4	9.4	0.7	0.0
温野菜サラダ	温野菜		150g	144.5	3.3	7.4	13.7	4.0
	オリーブオイル	大さじ2	24g	222.0	0.0	24.0	0.0	0.0
	ゆで卵	1個	50g	76.0	6.5	5.0	0.2	0
夕食合計				598.5	27.2	45.8	14.6	4.0

	エネルギー	タンパク質	脂質	炭水化物	
				糖質	食物繊維
1日トータル	1369.1	95.2	98.2	44.0	10.9

DAY 3 朝夕の調理を簡単アレンジ。脂質（アブラ）とタンパク質をたっぷり摂取

朝

根野菜やきのこ、味噌（発酵食品）で腸内環境を整える具沢山な味噌汁。卵、オリーブオイルといった良質なアブラを入れて、脳のスペックを高めたい。				エネルギー	タンパク質	脂質	炭水化物 糖質	炭水化物 食物繊維
根菜の具沢山みそ汁	野菜、きのこ、味噌など	1人分		44.0	2.2	0.8	5.8	2.5
	卵	2個	100g	152.0	12.9	10.0	0.4	0.0
	オリーブオイル	大さじ2	24g	222.0	0.0	24.0	0.0	0.0
バターコーヒー	コーヒー、バター、MCTオイル	1杯	150ml	141.0	0.3	14.6	0.0	1.1
朝食合計				559.0	15.4	49.4	6.2	3.6

昼

プロテインで手軽にタンパク質補給。粒に比べて栄養素の吸収力が高まるひきわり納豆に、卵とMCTオイルを入れて脂質も十分に摂取する。				エネルギー	タンパク質	脂質	炭水化物 糖質	炭水化物 食物繊維
プロテイン			430ml	96.0	15.0	0.0	7.8	3.6
納豆	ひきわり納豆	1パック	50g	97.0	8.3	5.0	2.3	3.0
	温泉卵	1個	60g	91.0	7.4	6.2	0.2	0
	MCTオイル	大さじ1	12g	108.0	0.0	12.0	0.0	0.0
昼食合計				392.0	30.7	23.2	10.3	6.6

夕

アブラ（オリーブオイル）と、血流サラサラ効果のある食材（にんにく）を使ったアヒージョは、脳のスペックを高める食事としておすすめ。バゲットやパスタなどはごく少量なら付け合わせにしてもOK。				エネルギー	タンパク質	脂質	炭水化物 糖質	炭水化物 食物繊維
シーフードのアヒージョ	オリーブオイル	大さじ4	48g	444.0	0.0	48.0	0.0	0.0
	にんにく	2かけ	12g	16.0	0.7	0.2	2.5	0.7
	シーフードミックス		150g	87	17.55	0.75	2.4	0
	ブロッコリー		50g	16.4	2.15	0.25	0.4	2.2
	プチトマト	4個	50g	15	0.55	0.05	2.9	0.7
夕食合計				578.4	20.95	49.25	8.2	3.6

	エネルギー	タンパク質	脂質	炭水化物 糖質	炭水化物 食物繊維
1日トータル	1529.4	67.05	121.85	24.7	13.8

「エピローグ」

血管を老化させず、血流を良くすれば、脳のエネルギーレベルを最大化できる

「脳のスペックを最大化する」という壮大なテーマで本書を書き進めましたが、ここまで読まれたみなさんは本書に対してどのような印象を抱いたでしょうか。その方法があまりにもシンプルであるため、驚かれた方も多いのではないでしょうか。

人体のなかでももっとも精密で、かつ複雑怪奇きわまりないシステムを持っている「脳」という器官のスペックを、本当に食事法と運動を行うことで最大化できるのか？　そう問われたとしたら、私はあらためてこう答えるでしょう。

答えは、イエスです。

脳のスペックを最大化する方法は、じつにシンプルです。基本的には、毎日の食事と運動について、医学的なエビデンスに基づき、細心の注意を払って行動してもらえれば、それだけで達成することができます。ただ、その方法を日常生活のなかで本当に実践するかしないか、継続できるかできないか、その点が非常に難しいのです。

真理とは、常にシンプルなものなのです。

私が医学を学びたいと考えたきっかけは、「人間」という存在に興味があったからでした。

京都大学の医学部に入り、医学を学ぶうちに、人間の器官のなかでもとくにブラックボックスとされている「脳」に次第に関心を持つようになりました。

私たちの脳には、1000億の神経細胞に、約100兆個ほどもの神経ネットワークが張り巡らされています。

そのことを知ったとき、私は驚嘆しました。そして脳こそが人間という存在の本質であり、まさに宇宙の中心そのものなのではないかということに思い至ったのです。

医師になって私が最初に選択した科は麻酔科でした。麻酔の専門医、指導医として、約7年間ほど麻酔薬と脳の薬理に向き合いましたが、それは私にとって多くの医学的な知的関心とも向き合うことになった時期でした。

そもそも麻酔薬というのは、投与すると脳に作用するものです。

しかし、麻酔薬とは不思議なもので、たとえばなぜ全身麻酔をすると痛みや反射などの反応を抑えられるのか、じつはその仕組みが完全にはわかっていないのです。

さらにいうと、麻酔科医が研究対象としている「意識」や「記憶」のメカニズムすら、未だにその実態が解明されていません。世界中の科学者の英知を結集しても、脳の本質がわかっていないわけですから、脳とは人間のシステムのなかでもそれほどまでにミステリアスで、人間存在そのものであり、生命における本質的な器官でもあるのです。

私は次第に、人間の心の現象が、最終的には脳の動きに由来していることを認識するようになりました。そして、今度は心と脳について、とことん突き詰めたいと考えるようになりました。精神科に転科し、精神科医として患者さんと向き合おうと考えたのです。

そこで多くの患者さんの脳の機能障害を診察、治療する日々を送っているうちに、私の中でさらなる大きな問題意識が生まれました。

それは、そもそも人間の脳の性能をできるだけ衰えさせず、本来のスペックを最大限に発揮させるためにはなにをしたらいいのか、という疑問でした。

臨床の場では、頭の働きに違和感があったり、記憶力の低下がみられたり、睡眠障害や意欲が湧かないなど、脳に関連するさまざまな不安を抱いて私のクリニックに訪れる老若男女の患者さんをたくさん診てきました。

それらの患者さんのほぼ１００％（と言っても過言ではないと思っています）が、睡眠の時間が不規則で、食べるものといえば糖質過多であり、運動をほとんどせず、休日はゴロゴロしながらスマホを見ている……という生活を送っています。

本書を読んでいただいた方にはおわかりだと思いますが、このようなライフスタイルは、まさに全身の血管を劣化させ、脳を老化させ、脳のスペックを下げてしまう生活習慣です。

アメリカの著名な医学者、ウィリアム・オスラー博士は、「ヒトは血管とともに老いる」という有名な言葉を残しています。まさに脳も同じように、血管とともに老い、最終的に認知症に至るというプロセスをたどることを、私は数多くの臨床で体験してきました。

そして、血管を老いさせないためにはどうしたらいいのか、また血管をいかに若々しく保つかという命題は、今でも医師としての私の最大の関心ごとになっています。

血管を老化させず、血流を最高の状態にすること。脳の血流をサラサラにし、脳の栄養状態を最適化し、脳のエネルギーレベルを最大化させること。

そうすることで、脳の老化を遅らせる、もしくは脳を老化させない、さらには、脳の機能を若々しく再生させることができるのではないか。こう考えたのです。

私たちの脳の栄養状態を良好に保ち、脳のスペックを最大化するためには、「神経の可塑性」を極限まで高めることが必須です。

この神経の可塑性を極限まで高めるためには、脳の中でBDNF（脳由来神経栄養因子）を最大限に分泌させる必要があります。そのために、適切な栄養の摂取と運動が重要であるということは本書でも重点的に解説いたしました。

つまるところ、脳のスペックを最大化するということは、私たちの人生の幸福度を最大化することである――長年、精神科医として脳という大きなテーマについて考え続けてきましたが、いままさに、そうした思いに至っています。

ともあれ、私たちの脳が本来持っているスペックを最大限まで引き出すためには、なによりも糖質制限とケトン食、そして適切な運動が必須です。

これらを実践することが、より良き人生を歩むためにも非常に有効であることは、私の臨床経験および実体験が立証しています。人間と脳のメカニズムにずっと関心を抱いてきた私が、さまざまな臨床経験を通じて医療者としてたどり着いた集大成が本書です。みなさんがこの本を熟読し、最適化された生活習慣を実践、継続することによって、脳のスペックを最大化し、より良き人生を歩むことができることを願っています。

本書を書くにあたって、現時点でエビデンスのあること、未だ解決をみていないものの医学的に正しいと判断されていること、誰でもインターネットで検索可能であること、また将来証明されるであろうことなどを考慮して書きました。

最後に、拙著の出版にあたって、株式会社ハーパーコリンズ・ジャパンの三上冴子さん、企画・編集を担当してくれた株式会社モジラフの三宅大介さん、ライターの鈴木正志さんには多大なるサポートをいただきました。

お世話になったみなさまに改めてお礼を申し上げたいと思います。どうもありがとうございました。

2023年吉日

広川慶裕

広川慶裕（ひろかわ・よしひろ）

精神科医、認知症診療医、認知症予防医。京都大学医学部卒業。認知症やうつ病、統合失調症などの精神疾患治療に携わる。認トレ®（認知症予防トレーニング）創設者、メンタル産業医としても活躍中。認知症予防専門クリニック・ひろかわクリニック、品川駅前MCI相談室院長。著書に『もの忘れ・認知症が心配になったら読む本』『運転の認知機能を鍛える本』（池田書店）、『図解でよくわかる 今すぐできる認トレ®で認知症は予防できる』（河出書房新社）、『「認トレ®」で防ぐ認知症―完全4週間メソッド』（時事通信社）、『脳が若返るまいにちの習慣』（サンマーク出版）など多数。

表紙・本文デザイン ……… 野分意匠事務所
執筆協力 ……… 鈴木正志
レシピ制作 ……… 梁本善恵（ひろかわクリニック）
表紙イラスト ……… 123RF

脳のスペックを最大化する食事

2023年7月20日　第1刷発行

著者 ……… 広川慶裕《ひろかわよしひろ》
企画・編集 ……… 三宅大介（株式会社モジラフ）
発行人 ……… 鈴木幸辰
発行所 ……… 株式会社ハーパーコリンズ・ジャパン
東京都千代田区大手町1-5-1
03-6269-2883（営業）
0570-008091（読者サービス係）
印刷・製本 ……… 中央精版印刷株式会社

定価はカバーに表示してあります。
造本には十分注意しておりますが、乱丁、落丁がありました場合はお取り替えいたします。ご面倒ですが、購入された書店名を明記のうえ、小社読者サービス係宛にご送付ください。ただし、古書店で購入されたものはお取り替えできません。

ISBN 978-4-596-52260-3